LOH症候群

堀江重郎

角川新書

はじめに――あなたの知らない「LOH症候群」

新型コロナウイルス感染症の蔓延《まんえん》により、人と人との接触を減らし、移動距離を減らすことが求められてきました。朝家を出て、仕事をして夜に帰宅する、というライフスタイルが大きく変わり、ステイホームという在宅勤務、そして同僚とのテレワークが始まりました。在宅勤務では通勤時間がかからないので、疲労が少ないし家族と過ごす時間が増えた、自分のペースで仕事ができる、会議がだらだら続くことがないので時間効率がよい、というポジティブな意見がある反面、仕事の意欲が減った、イライラしやすい、結果として長時間労働になっている、仕事の達成感が少なく、うつ状態、と考える人が多くなっています。

また Zoom では対面での会議と違って、ほかの参加者が何を考えているかわかりにくく、意見を出したり、意思統一をしたりするのが困難と思う人もいるでしょう。

男性は数万年前から、獲物を取りに外へ出かけ、他人と協力して、仕留めた獲物を家に持って帰り、家族に分け与えてきました。これは現代社会でも基本的な構図は変わりません。

家→外→獲物→家という行動パターンです。しかし、コロナ禍で有史以来、初めてこのパターンが崩れ、家＋外（バーチャル）＋獲物（バーチャル）＋家という1日に変化しています。

コロナ禍により、体重が増えた、食事量が増えた、という人が増えました。運動不足から体重が増加したうえに、食事の量が増え、このままでは生活習慣病の恐れがあると医者から警鐘を鳴らされた人もいるでしょう。

どうしてうつになるのか？

どうして在宅勤務で食事の量が増えたのでしょうか？

そのカギとなるのがテストステロンです。

1980年代後半、私がアメリカで医療をしていた頃は「ジャパンアズナンバーワン」でロックフェラーセンターを日本の企業が買収したり、日本という国が大変目立っていた時でした。その頃救急患者で、脳梗塞《こうそく》、心筋梗塞といった重篤な病気になりやすい集団を「ＨＯＮＤＡさん」と陰で呼んでいるという話を聞きました。「ＨＯＮＤＡ」とは、

Ｈ：hypertension（高血圧）
Ｏ：obese（肥満）
Ｎ：non-compliant（医者の言うことを聞かない）
Ｄ：diabetes（糖尿病）
Ａ：arthritis（関節炎）

という英語の頭文字を繋《つな》げたものですが、これらはコロナ禍で重症化しやすい「基礎疾患」のことでもあります。

どういう人が「ＨＯＮＤＡさん」になりやすいのでしょうか？

肥満で糖尿病、高血圧は日本ではメタボリックシンドローム（メタボ）と呼ばれています。メタボは生活習慣病のリスクが高いので、40歳から74歳までメタボを見つける特定健診が行われています。そしてメタボの人は、生活習慣を見直すために保健師、管理栄養士

がサポートする特定保健指導を受けることができます。

しかし、気にする点は食事と運動だけで本当によいのでしょうか？

この本はみなさんがあまり知らないであろう、テストステロンというホルモンと、そのホルモンが減るＬＯＨ症候群について解説します。ＬＯＨ症候群は Loss of Health（不健康）であると同時に Loss of Hope（失意、そして絶望）となる、ある意味ではコロナよりも恐ろしい病気なのです。

日本人の成人男性でも数百万人の患者がいるというＬＯＨ症候群。あなたもすでに罹《かか》っているかもしれません。

目次

第2章　LOH症候群の症状と診断　53

第1章　テストステロン

——外に出かけて獲物を取ってくるホルモン

●その不調、男性ホルモンが原因かも？

世の中に魅力的な男性はたくさんいますが、「ハツラツとした男性」に好感を持つ人は男女問わず多いと思います。あなたの職場にも何人かハツラツとして人気のある同僚がいることでしょう。

どういう要素が「ハツラツさ」という印象をもたらすのかを考えてみますと、まず元気で、エネルギッシュであることは外せません。さらに自分の意見をしっかり出せる、公平公正である、他の人を思いやる、実行力がある、常に積極的に行動する、といったことでしょうか。

実はこの「ハツラツさ」にはホルモンが深くかかわっています。そのホルモンとはずばり、テストステロン。いくつかある男性ホルモンの中でもメインとなるものです。

かつて保健体育の授業で、男性ホルモンは「男らしい肉体をつくる」と教わったでしょう。しかし、テストステロンの働きはそれだけではありません。最近の研究から、テストステロンは心身の健康やメンタル面にも大きな影響を与えることがわかってきました。健康を保つのに欠かせないことに加え、テストステロンは社会で活動するうえでも重要なホルモンなのです。

女性は閉経すると女性ホルモンと呼ばれるエストロゲンが大幅に減り、心身にさまざまな不調が起きてきます。いわゆる、更年期障害です。男性も同じようにテストステロンが急激に減ることで、心身に深刻な症状が起こるようになります。これがいわゆる男性更年期障害、医学的には「ＬＯＨ症候群」と呼ばれる病気です。ＬＯＨとは Late Onset Hypogonadism の頭文字を取ったもので、加齢に伴ってテストステロンの値が病的に下がるという意味。日本語では「加齢男性性腺《せいせん》機能低下症候群」と訳されます。

女性の更年期障害は閉経を迎える50代前後に起こりますが、男性更年期障害であるＬＯＨ症候群は30代でも起こることがあります。血液中のテストステロン値は20～30歳でピークを迎えますが、年齢を重ねても意外と減りません。もちろん、ローリング・ストーンズのミック・ジャガーのように、中には70代になっても子どもをつくる人もいますし、女性と違って、男性は必ず更年期を迎えるわけではありません。

ところが、このテストステロンが急激に減り、いろいろな不調が現れてしまう病気がＬＯＨ症候群であり、30代以降の男性なら誰にでも起こる可能性があります。

ＬＯＨ症候群になると、まず「ハツラツさ」が失われます。やる気がない、不誠実、ずるい、不親切、内向きといった性格になります。さらに、疲れやすい、昼間に眠い、他人の目が気になったり、他人の批評に心が折れてしまったりすることも多くなります。

●テストステロンがヒトを男にする

ホルモンとは血液中に分泌される情報伝達物質です。

ごく微量しかつくられないのに大きな効果をもたらします。お腹が減った、仕事のやる気が出た、眠い、あの人を好きになった、などという私たちの毎日の活動にホルモンは深くかかわっています。

1900年にアドレナリンが発見されて以来、これまでに100種類以上のホルモンが見つかってきました。からだの中のほぼすべての臓器が何らかのホルモンをつくり、あるいは利用しています。たとえばよく耳にするインスリンというのは膵臓《すいぞう》でつくられるホルモンで、血液中の糖をからだに取り込むためのものです。これが働かなくなると血液中の糖（血糖値）が増え、血管や神経がダメージを受ける糖尿病になります。

本書のテーマであるテストステロンも、一般に男性ホルモンと呼ばれる極めて重要なホルモンです。そもそもテストステロンとはどんなホルモンなのでしょうか？

まず、この点から説明しましょう。

テストステロンは、男性では主に精巣（睾丸《こうがん》）で、女性では卵巣でつくられるホルモンです。量は少ないものの、男女とも副腎や筋肉から、閉経後の女性は内臓脂肪からもテストステロンの素となるホルモンをつくります。さらに脳で記憶を司《つかさど》る海馬という部分でもテストステロンをつくっています。哺乳《ほにゅう》類だけでなく、両生類や魚類など脊椎《せきつい》動物すべてに存在するため、生殖や種の維持に重要なホルモンであることがわかります。

前述したように、テストステロンは男女ともに働くホルモンですが、なぜ男性ホルモンと呼ばれるかというと「これがないと男性になれない」からです。

旧約聖書のアダムとイブの物語では、眠っているアダムの肋骨《ろっこつ》を神様が取って女性のイブを作ったことになっていますが、実は女性は「第二の性」ではありません。もともとヒトの基本形は女性と考えられています。

性別を決定する染色体にはX染色体とY染色体があります。女性はX染色体が2本ですが、男性はX染色体とY染色体を1本ずつ持っています。このY染色体に、男性になることを決定する作用を持つ領域があります。

Y染色体を持つ胎児には、まず精巣ができ、そこでテストステロンをつくり始めます。

テストステロンがペニスを形づくり、男の子として生まれてくるのです。この睾丸とペニスが胎児にできることを医学的には「二次性徴」(性分化)と呼びます。ほとんどの赤ちゃんは生まれると瞬時に性別を見分けることができますが、Y染色体に異常があったり、テストステロンにからだが反応しないようなときは、見た目では性別がはっきりとはわかりません。この場合は遺伝子検査などで医学的に性別を診断する必要が出てきます。

図1-1は男性のテストステロン分泌を表しています。男の赤ちゃんは生まれた後もテストステロンの分泌が高まり、それが脳に働いて、男の子らしい嗜好《しこう》や他者とのかかわり方を獲得していくと考えられています。2、3歳になって男の子が好きな玩具《がんぐ》と女の子が好きな玩具が異なってくるのも、このテストステロンの作用です。その後、小学校に入るくらいになると男女のテストステロンに大きな違いはなくなります。

ご存じの通り、思春期は女子のほうが早く始まります。卵巣の働きが活発になることでエストロゲン、プロゲステロンといった女性ホルモンだけでなく、テストステロンの産生も高まってきます。小学校高学年の女子は、発育の遅い男子よりもテストステロンが高くなることもあります。またテストステロンはリーダーシップや自立心をもたらすので、親との関係では女子のほうが早く反抗期を迎えることが多くなります。

図1-1　テストステロンの分泌

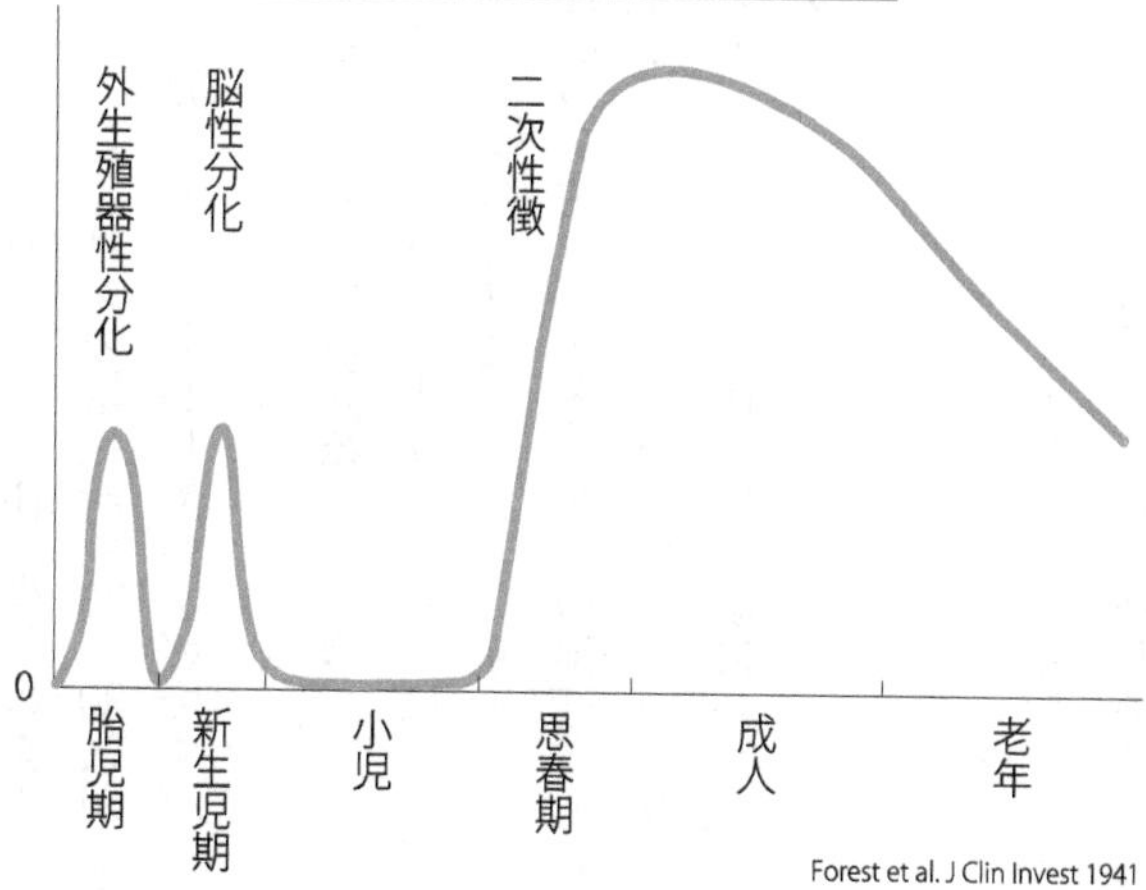

Forest et al. J Clin Invest 1941

一方、男子は精巣の大きさが3グラム程度になると思春期が始まり、ここからテストステロンの量が爆発的に増えていきます。ヒゲや陰毛が生え、筋肉がたくましくなり、骨の成長が止まります。精巣は精子をつくるようになり、精通が起こります。生殖能力を得るわけです。これを「二次性徴」と呼びます。

何らかの理由でテストステロンが作られなかったり、あるいは細胞のテストステロンの受け手であるレセプター（受容体）の働きが悪かったりすると、一次性徴や二次性徴が見られなくなります。このため、テストステロンは男性ホルモンと呼ばれているのです。テストステロン濃度が低い状態だと声変わりもせず、肉体も少年のままになってしまいます。

テストステロンの量は概《おおむ》ね20～30代がピークとなります。その後、この数値が変わらない人と減る人とに分かれていくのです。

●テストステロンの肉体への作用

テストステロンは男女ともにほぼすべての臓器で働いています。女性でも血液中のテストステロンの濃度は、エストロゲン（女性ホルモン）の数倍から10倍近くも高いのです。閉経後の女性はエストロゲンの濃度が大幅に減りますが、テストステロンは副腎や内臓脂肪でも作られるため、それほど減りません。

テストステロンの作用は多岐にわたりますが、まず、肉体面への作用から見ていきましょう。

1、筋肉と骨を強くする
よく知られているように、テストステロンは筋肉を増強し、骨をしっかりさせます。また、脂肪の貯蔵庫である脂肪細胞のサイズを小さく保ち、内臓脂肪が増えないようにしています。

2、動脈硬化の予防

特に男性では、血管をなめらかにして動脈硬化を予防します。よく「血液サラサラ」という言葉を聞きますが、医学的には「血管スベスベ」が、動脈硬化が進んでいない健康な血管です。

3、造血作用

骨髄で赤血球をつくる造血作用を促します。

4、性機能

精巣を成長させて精子形成を促進し、ペニスを成長させて勃起《ぼっき》機能にも働きます。

5、抗炎症作用

炎症というのは「腫《は》れること」「痛むこと」です。病原菌がからだに入ったり、ケガをしたり、アレルギーを起こすと、からだの一部が腫れて痛んだり熱を持ったりします。
これは異物に免疫細胞が反応してサイトカインという物質を出して、病原菌や異物を破壊しようとするためです。ところが、この免疫細胞の働きが過剰になることで、自分の組織まで攻撃されてしまうのです。

テストステロンはこの炎症を抑える働きがあります。関節リウマチや膠原《こうげん》病などの自己免疫疾患が女性に多いのは、テストステロンが少ないからと考えられます。

糖尿病やメタボリックシンドロームでは、小規模な炎症が長く続き、時間をかけてからだの組織を傷つけていきます。テストステロンはこの小規模な炎症も抑えます。

ちなみに、インフルエンザのワクチンを打っても、全員に有効な抗体ができるわけではありませんが、最近の研究では、テストステロンが高いと有効な抗体ができる確率が高いと報告されています。

6、認知機能

テストステロンは脳の中の海馬と呼ばれる領域でも作られます。海馬におけるテストステロンの濃度は男性でも血液中の濃度より高く、女性では血液中の10~100倍にも達します。

海馬は記憶や空間認知力にかかわる脳の器官で、ここが老化すると記憶を保つことが難しくなり、認知症になります。海馬の神経細胞は突起を出して周囲の細胞と握手するように結びついていますが、「テストステロンが増えるとこの突起が増え、テストステロンが減ると突起も減る」というように、テストステロンの量が脳の活動に影響を与えていることが、最近わかってきました。

また、脳の視《し》交《こう》叉《さ》上核という部分には1日のリズムを感じる体内時計があり、ここにはテストステロンのレセプターも存在しています。そのため、テストステロンは体内時計にも作用していると考えられています。テストステロンが十分あれば夜はぐっすり眠り、日中に活発に活動することができますが、少ないと眠りも浅く活動量も落ちてしまうのです。

●テストステロンは活動量を上げる

テストステロンの作用は肉体面だけに留《とど》まりません。

性格や社会性など、メンタル面にも大きな影響を与えます。人間は独りで生きていくことはできませんが、テストステロンは男性が社会の中で生きていくのに欠かせない〝社会性のホルモン〟なのです。

まず、テストステロンは活動量を上げます。家の中で過ごすよりも外に出かけていくことを好むという男性は多いですが、その大きな原因にテストステロンの作用があります。図1－2は人間なら80歳くらいに相当する高齢のネズミにテストステロンを1年間注射した（HRT）場合の運動量を表しています。横軸は時間、縦軸は時間当たりに動き回る距離を表しています。まさに一目瞭然《りょうぜん》で、テストステロンを増やしたネズミが良く動くことがおわかりでしょう。

これはテストステロンにドーパミンという脳内ホルモンを増やす働きがあるからです。ドーパミンは意欲全般を高めます。

時間が経つことも忘れて没頭できることをフローとかゾーンと呼びますが、テストステロンはこのフローを作ります。画家や外科医が何時間でも同じ姿勢で仕事に集中できるのは、まさにテストステロンの力なのです。

●テストステロンはチャレンジする

テストステロンが高い人はチャレンジ精神が旺盛《おうせい》になります。チャレンジ、すなわち挑

図1-2　テストステロン補充の自発行動力に対する影響（24ヵ月ラット）

8日間におけるactographの比較
ひとつの山は10分間における活動距離

無処置群

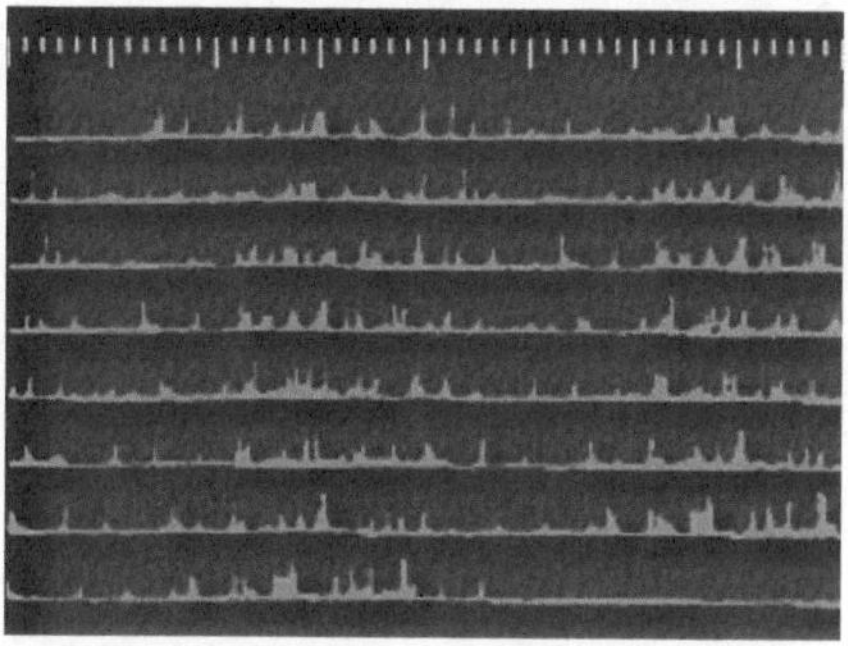

12ヵ月HRT群

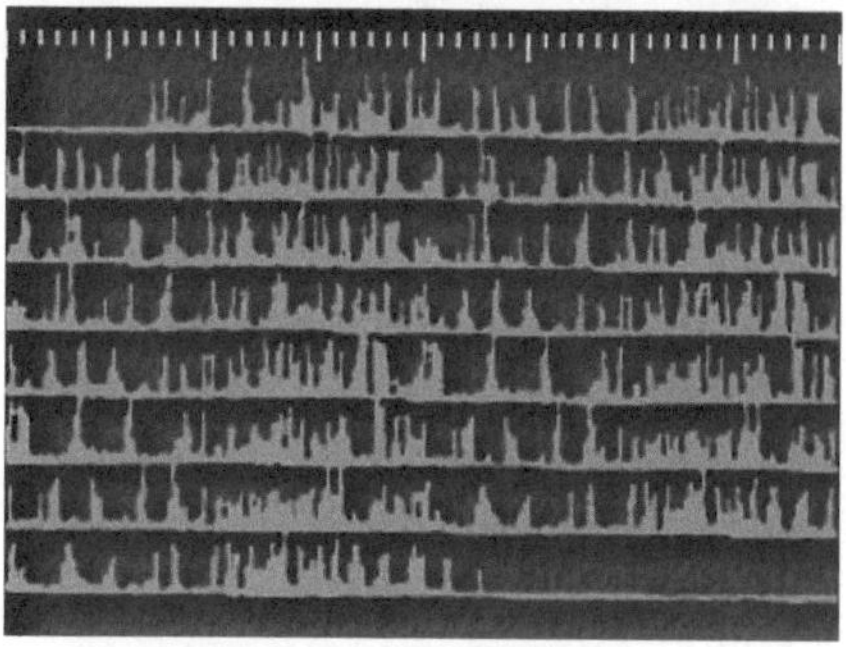

活発な行動活性が維持されている

資料：熊本悦明

戦には「自分の力以上の目標に挑む」ことと「リスクを取る」という2つの面がありますが、テストステロンはそのどちらも高めます。

私たちの脳には、扁桃体《へんとう》というアーモンドに似た小さな部位があります。（図1－3）これまでの人生で経験した嫌なこと、怖いこと、トラウマといったネガティブな記憶をストックしているところです。扁桃体は、その情報に基づいて、危険が近づいたときに火災報知器のようにアラームを出す役割を果たします。

扁桃体の中に仕舞われてあるネガティブな記憶は、普段はロックがかかっていて表に出てきません。ところが強いストレスを受けるとこのロックが外れて、無意識のうちにネガティブな記憶が出てきます。「うまくいかないんじゃないだろうか」「きっと失敗する」という根拠のない不安は、大脳皮質でのしっかりとした反応によるものではなく、扁桃体のロックがゆるくなった結果として出てくるのです。

テストステロンはこのロックを強くするので、不安や懸念を感じにくく、いわば実力以上の力（それも実力なのですが）を発揮できるようになります。かつて、作家の渡辺淳一《わたなべじゅんいち》さんが唱えた「鈍感力」を高めると言ってもいいかもしれません。

図1-3　扁桃体

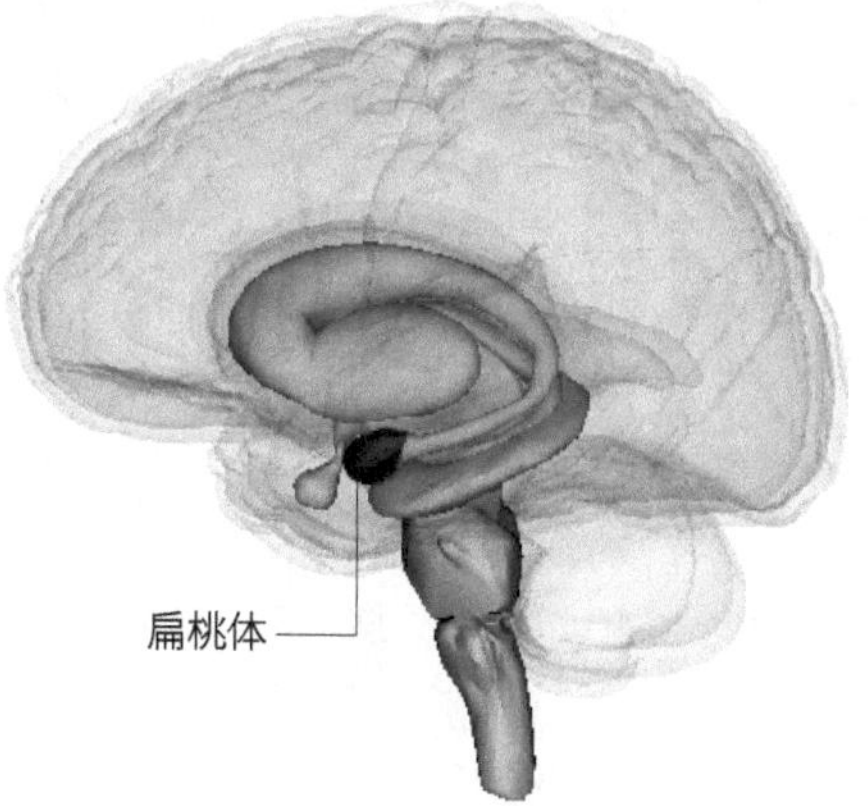

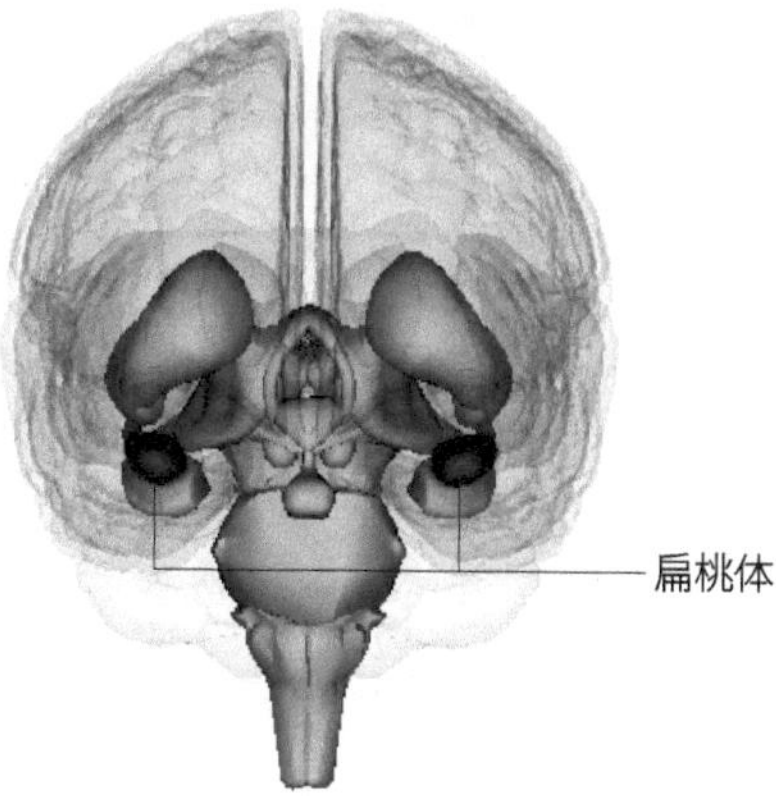

●テストステロンは獲物を取ってくるホルモン

外に出かけて獲物を取ってくる「狩猟」という行為にはテストステロンが欠かせません。テストステロンのおかげで「大きな獲物を取ってくるぞ」という意欲とチャレンジ精神がわき、どこに獲物がいるかを考える記憶力や空間認知力が高くなり、遠くまで出かけていく気力が生まれます。

テストステロンの分泌量は1日の中でも変動します。図1－4は狩猟採集生活をしているニューギニアの男性が、朝起きて、獲物を探しに出かけ、仕留めて帰宅するまでの唾液《だえき》中のテストステロンの値をグラフにしたものです。

獲物を追っている間にテストステロンの値はどんどん上がっていき、まさに獲物を仕留めた瞬間（shot）にテストステロンの値は最高値に達しています。その後、獲物を家に持って帰るまでテストステロンの値は高いまま保たれています。家に帰れば、家族たちが歓声をあげて獲物を受け取ることでしょう。

一方、獲物を取り損じると、取り逃がした瞬間からテストステロンは下がっていきます。足取り重く、家路に就くのです。

口の悪い人は「ブタもおだてりゃ木に登る」と言いますね。実際、他人からほめてもら

図1-4　獲物を得ると男性ホルモンが上がる

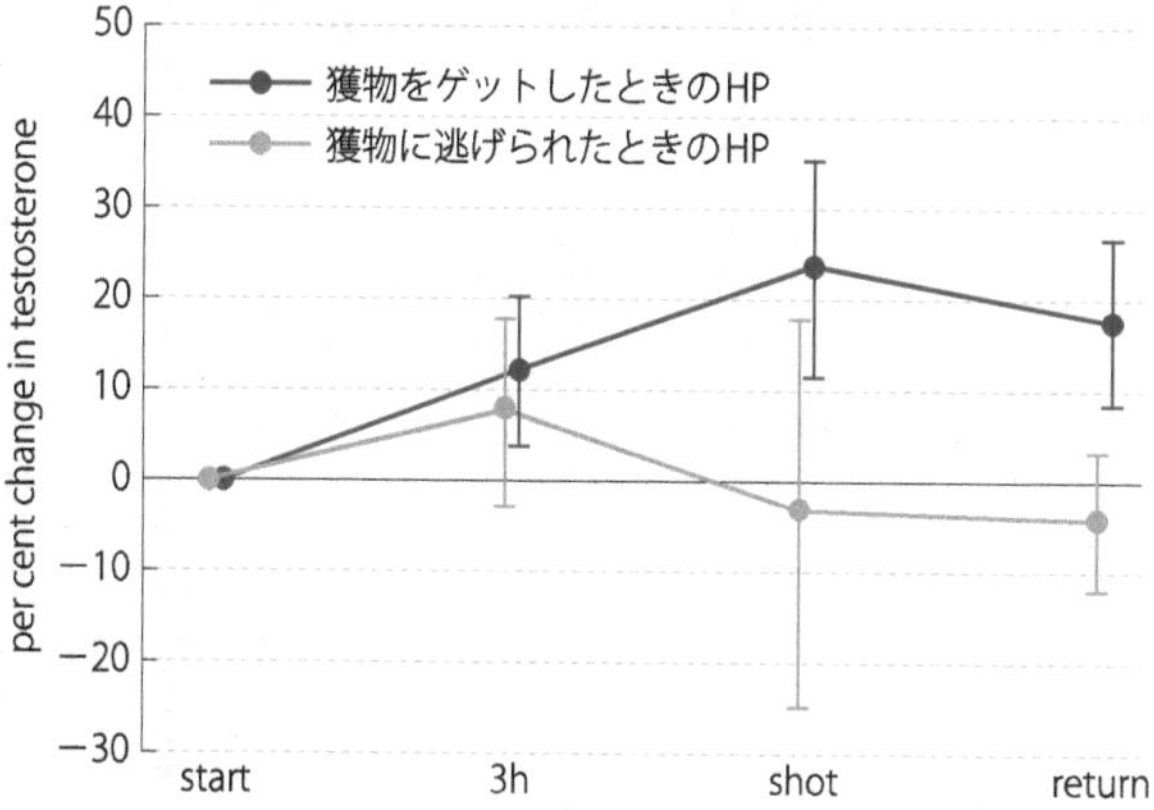

Proc. R. Soc. Vol. 281: 2013. 2876

うことで実力以上の力が出ることは珍しくありません。Winner's effect（ウィナーズ・エフェクト）という言葉があります。これは一つ思いがけずによい実績を挙げると、周囲が賞賛することによって、さらにより大きな舞台で活躍できるようになることです。この言葉と同じように、成功体験や周囲の賞賛でテストステロンの分泌が増え、さらに大きな目標へと突き動かしてくれるのです。

　現代社会では「獲物」にはいろいろな形があります。さまざまな職業、職種がありますが、基本的には同じことです。他社と競って大きな仕事を勝ち取った、困難なプロジェクトをやり遂げた、といったときには、まさに大きな獲物を仕留めた気分になるでしょう。

●テストステロンは社会貢献の気持ちを強くする

男性ホルモンと聞くと、男らしさを感じさせるもの、たとえば力強さとか筋肉を想像する人が多いでしょう。あるいは攻撃性や暴力性、不良といったネガティブなイメージもあるかもしれません。一般に男性は女性に比べて攻撃的で、犯罪にかかわることも多くなります。かつてその原因はテストステロンとされていました。「テストステロンが攻撃性や暴力性を高める」と考えられていたのです。

そんなテストステロンのイメージを大きく変えることになった研究が２０１２年に報告されました。東日本大震災が起こって以来、多くの方が被災地にボランティアに行かれています。地域の少年野球や小学校のスポーツのコーチをする、母校の校舎を建て直すので寄付をする、ということもボランティアでしょう。こうしたボランティア活動にテストステロンがかかわっていることが証明されたのです。

ある薬の効果を調べるときに、最も正しくできる医学的方法を「無作為二重盲検割り付け」（ダブルブラインドテスト）といいます。これは、ある集団をくじ引きなどで無作為に

図1-5　テストステロンは社会貢献を増やした！

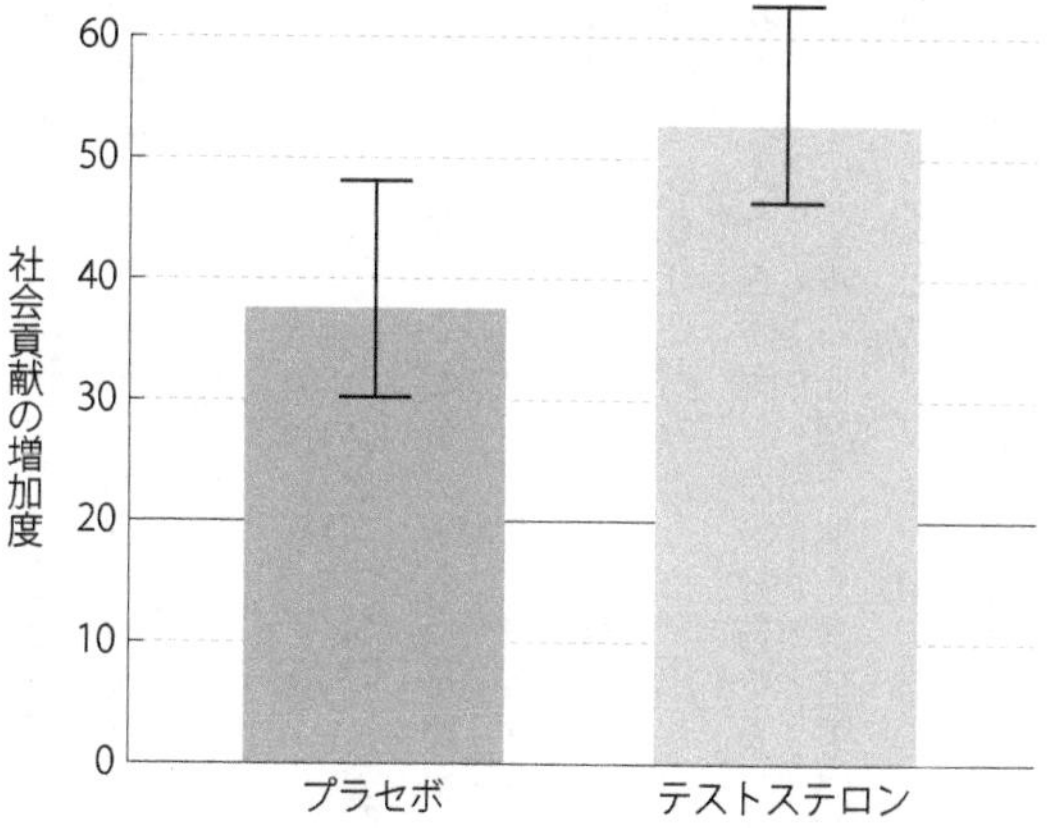

Van Honk, et al. Nature 2012

2つのグループに分けて、片方に調べたい薬、もう片方には見かけはそっくりながらも薬としての効果がないプラセボ（偽薬）を与えます。さらに、試験を受ける人が本物と偽物のどちらを飲んでいるのか、薬を配る側も受け取る側も分からない（それで二重盲検といいます）ようにしておきます。

この方法でテストステロンあるいはプラセボのいずれかを服用した2つのグループに「ボランティア活動としてある企画にどのぐらい寄付するか」を聞いてみたところ、テストステロンを服用したグループのほうが明らかに寄付額の平均値が高いという結果が出ました。（図1－5）つまりテストステロンが高くなると、ボランティアのような社会貢献度が増してくるというわけです。

テストステロンは社会で自分を主張する、つまり「社会に参画する」ホルモンだということがわかっています。毎日、他人と力を合わせて、社会の役に立つよう仕事をする。テストステロンがその日常を支えているのです。

●テストステロンはウソをつかない、緻密な人にする

ウソをつかないこともテストステロンに関係します。これも二重盲検法で片方のグループにテストステロンを、もう片方にプラセボを投与する実験で証明されました。

誰も見ていない状況でサイコロを振り、出た目を申告します。⚀が出れば1000円、⚅が出れば6000円のように、出た目の大きさに応じて賞金をもらえます。図1-6はプラセボの人たちの出た目の分布を表しています。この結果では、⚅、すなわち最高得点を出した人が全体の6割を超える結果になっていました。サイコロの目を自分しか見ていないのをいいことに、ウソの申告をした人が多かったわけです。

では、テストステロンを投与されたグループではどうだったでしょうか？　⚅の人が大幅に減り、プラセボのグループに比べると、それぞれの出た目が均等に近くなっています。

図1-6　プラセボ群

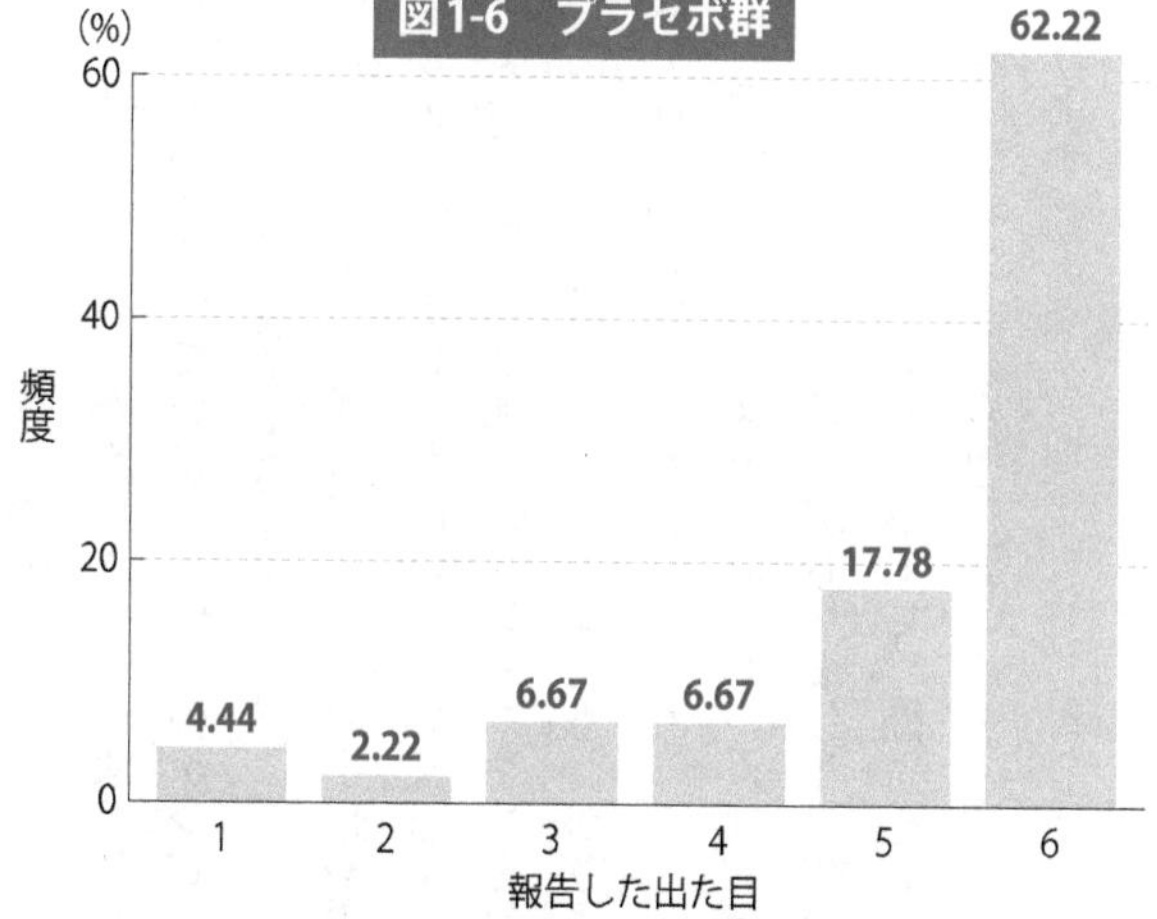

図1-6　テストステロン投与群

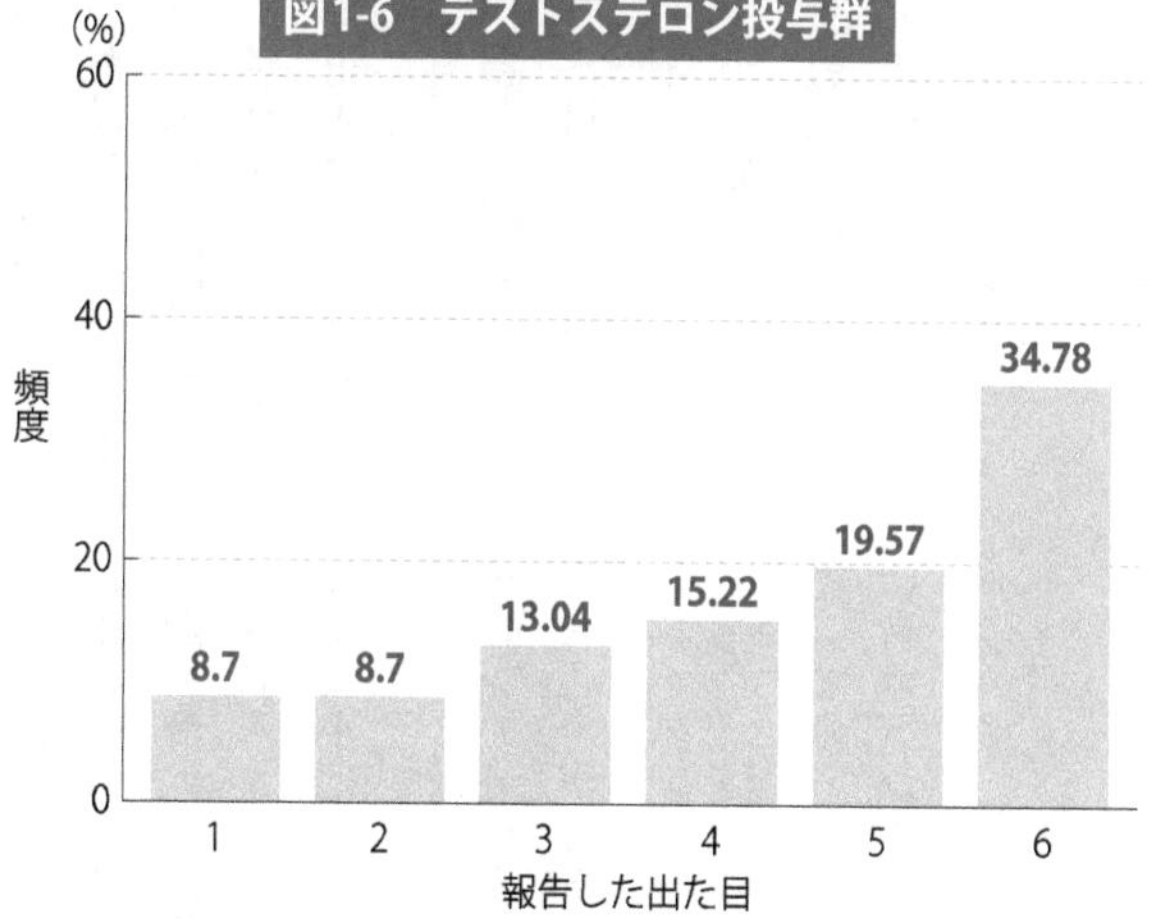

Wibral M, Dohmen T, Klingmüller D, Weber B, Falk A (2012) Testosterone Administration Reduces Lying in Men. PLOS ONE 7(10): e46774.

つまりテストステロン濃度が上がることで、ウソをつかない人が増えたことになります。

テストステロンが高い人はこのように正直なだけでなく、公平さ、公正さにも敏感になることが知られています。往年のテレビドラマ『水戸黄門』に登場する悪い商人と悪代官は、「越後屋、そちもワルよのう」とうそぶいたものですが、これはテストステロンが低い人たちですね。逆に、世の中の不正や歪《ゆが》みを正すために立ち上がるヒーローは、思いっきりテストステロンが高い人といえるでしょう。

また、私たちが都内のビジネスマンを対象に調べた結果、テストステロンの高い人は計画性があり、緻密《ちみつ》だという傾向もわかりました。日記を毎日つけている人こそ実はテストステロンが高い人かもしれません。

一方で、テストステロンが低い人は、妄想しがちで、あまり計画性がなく、長いものに巻かれるといった傾向がありました。昭和生まれなら誰もが知っている「フーテンの寅さん」は非常にケンカっ早くて、後先をあまり考えませんね。そしていつもマドンナと相思相愛になることを妄想している……。典型的な「テストステロンが低い人」のように考えられます。

●テストステロンはリスクを取る

大きな獲物を取るためには、それなりのリスクは避けられません。とりわけフロンティア・スピリットを重んじる米国では、伝統を受け継いでいくことよりも、リスクを取って新たな価値を生み出すことが高く評価されます。

この「リスクを取る」判断にもテストステロンがかかわっており、会社を立ち上げた創業社長はテストステロンが高いことが知られています。

リスクを取る意思決定には脳の線条体というところが働いています。線条体の活動は、テストステロンの値が高いほど活発であることが思春期の少年少女での研究でわかりました。若者はリスクが高い無謀な行動を取りがちですが、それはテストステロンが高いせいもあるかもしれません。

ただし、リスクを取るという行為は単に危険をかえりみないことではありません。先行きが見えないとき、人は不安を覚え、他人の意見に従いやすくなります。鹿の群れでも、一頭が危険を察知して逃げると全員が逃げる行動を取ります。テストステロンはその本能的恐怖の前で踏みとどまって、より戦略的に、冷静に考える力を与えます。確かに危険は大きいが、うまくやれば大きな成果を得られるという判断――。これがリスクを取ることです。

リスクを取ることは、人生の飛躍には不可欠です。テストステロンは〝冒険のホルモン〟なのです。そのためテストステロンが低くなってしまうと、失敗することばかり考えて冒険できなくなってしまいます。

安定した組織から飛び出す勇気を与える一方、自分が属する組織が危険にさらされると一致団結して守ろうとするのもテストステロンの働きです。テストステロンは冒険のホルモンであると同時に社会性のホルモンなのです。

世界的に有名な黒澤明《くろさわあきら》監督の映画『七人の侍』は、野武士の略奪に悩む農民に雇われた見ず知らずの7人の侍が、協力して野武士の襲撃から村を守る物語です。中小企業では、リスクを取ることによって事業に成功し、自己実現を果たすこともできるでしょう。

一方、終身雇用の大企業では、自分の価値観が企業の論理とぶつかることもあり得ます。保身を第一に考える人たちは、つい長いものに巻かれてしまいます。しかし、それが「公正と公平」からずれていればテストステロンは黙っていません。大ヒットしたテレビドラマ『半沢直樹』の主人公がずば抜けてテストステロンが高いのはまちがいないと思います。

●リスクを取る為替ディーラー

リスクを取るためのホルモンがテストステロンであると発見したのは、為替《かわせ》のディーラーから研究者になったケンブリッジ大学のジョン・コーツ博士です。

為替ディーラーは数千億円もの大金を瞬時に動かす判断をしています。柳基善《ユウ・キソン》さんの『ロンドンFX物語』（パンローリング社）には、「為替ディーラーは、瞬間を競う世界で生きている。為替のディーラーは、チームプレーに長《た》け、仲間を思いやる良さを持っている。長時間寝ないで、耐えることに喜びを感じる人たちである」と書かれています。インテリというよりも、意外と体育会系の雰囲気ですね。何しろ為替ディーラーたちは一度に数千億円を動かすのですから、わずか1％違っていても数十億円もの差になってしまいます。

コーツ博士はロンドンの金融街「シティー」で働く為替ディーラーの唾液中のテストステロン値を測り、2つの事実を発見しました。

・同じ日では、テストステロンが高い人の方が儲《もう》けは大きい
・同じディーラーでは、テストステロンが高い時の方が儲けは大きい

つまり、テストステロンが高いと儲けが多い、というのです。

この論文は世界でも最も権威がある科学雑誌「米国学士院会員雑誌」に掲載されました。なお、この雑誌は数学、物理学、医学などにセクションが分かれていて、この研究論文は医学でなく、経済学のセクションで掲載されました。経済学では誰も注意を払ってこなかった、投資をする時のヒトのホルモン環境が大きな経済効果をもたらすことが明らかになったのです。

この衝撃は大きく、「ウォールストリート・ジャーナル」「フォーブス」「フィナンシャル・タイムズ」という一流の経済紙が相次いで取り上げました。そして、「テストステロンが高いディーラーを雇え！」が合い言葉になったのです。

コーツ博士によると、相対的にテストステロンが高いディーラーは儲けが大きいと同時に損も大きかったそうです。つまり、リスクを取る傾向が強かったということです。逆に、テストステロンが低いディーラーは「より手堅い取引を行っていた」とされています。危険な選択をしないため、大儲けすることもない代わりに大損することも少なかったのでしょう。

金融市場では最終的に集団として合理的な売買がなされていく、という仮定が経済学の

図1-7 「テストステロン」でわかる個人の資格・資質的データ

- 目標を定め、達成しようとする
- 現実主義だ
- むやみに争わない
- 緻密である
- 力仕事以外の仕事をしたい

→

- クールで緻密
- 超現実主義
- 目的は必ず達成する強い意志

↑ 高い

- 冒険のホルモン
- 社会性のホルモン
- 競争のホルモン
- リスクテイクのホルモン

↓ 低い

- 特に目標はもたない
- とりとめのない空想にひたることが多い
- 強いものには逆らわない
- 細かいことはどうでもよい
- やりたい仕事でなくても与えられた仕事をする

→

- 散漫でおおざっぱ
- 逃避的事なかれ主義
- あきらめが早い

前提となっていました。しかし人間の判断は複雑で、必ずしも合理的な判断をするとは限りません。天気や、気分、社会環境の影響を受けることがわかってきたのです。ちなみに、この人間の生物学的環境がどのように経済活動に影響するかを調べる経済学は、生物学的経済学と呼ばれています。

●バブル経済とテストステロン

株式市場が過熱すると、株価が高騰して実体経済を上回っていきます。いわゆる「バブル」の状態です。なぜバブルが生じるかについてはいろいろな研究がありますが、脳の意思決定の歪《ゆが》み、そしてホルモンも関係することが最近わかってきました。

株は低いところで買って、高く売り抜けることで利益が出ます。この売り買いに当たっては脳の側坐核《そくざかく》という部位が活発に働きます。側坐核は報酬、快感、嗜癖、恐怖などに重要な役割を果たすところで、興奮と報酬に関係するホルモンであるドーパミンを出しています。側坐核が活発に働いていると、株価が上がって儲けることを期待する気持ちが強くなり、バブルになるまで株を持ち続けるようになります。

一方、株価が上がる前から株を持っている人は、株価が上がると大きな利益を得ますが、このような人たちはいつバブルがはじけるのか心配になり、早く売り抜けて利益を確定しようとします。このようなときは島皮質《とうひしつ》という部位の活動が活発化しています。この島皮質は、痛みの体験や喜怒哀楽や不快感、恐怖などの基礎的な感情の体験に関係しており、「そろそろ株価はピークだな」という直観から株を売却する行動に出るものと考えられます。

では、テストステロンは株式市場の売買にどのように働くでしょうか？　脳の側坐核に刺激を与えるとドーパミンの分泌が促され、そこから「やる気」が湧いてきます。テストステロンは側坐核を刺激してドーパミンを出すことがわかっています。

それを調べるため興味深い実験が行われました。二重盲検法で専門のトレーダーたちの半分にテストステロンを含んだジェル、半分に見分けがつかないプラセボのジェルを肌に塗り、バーチャルの株式市場で取引をしてもらったのです。

テストステロンを塗った群では、株を高い値で購入し、より高い値で売却するバブル経済的傾向が見られました。また売買の判断はより直観的になる傾向がありました。すなわちテストステロンを注入すると、より強気な市場の見方をするようになることが確かめられたのです。

●ストレスとテストステロン

人間はストレスを感じるとコーチゾールというホルモンを副腎から出します。外からの危険に対して、血圧や血糖値を上げて活動の準備をするのです。朝目覚めたときにすぐ動き出せるのも、起床の2時間ほど前からコーチゾールが分泌されるからです。

もともとストレスに対抗してからだを守るホルモンなのですが、現代社会では命の危険がないのにストレスによってコーチゾールが大量に分泌され、血圧や血糖値が上がりやすくなっています。もともと外敵から逃げるためのホルモンなので、脳の前頭葉の働きを弱め、論理的でなく直観的、感情的な意思決定をさせます。

長いものに巻かれる、群れに従うのも、コーチゾールです。コーチゾールが高いときの判断はあとで後悔することが多くなります。ストレスが長く続き、コーチゾールがいつも高い状態になると、自分で判断、行動ができない状態になります。これが、うつ病です。

コーチゾールはセロトニンというホルモンの分泌を妨げるので、満足感や幸福感が減ります。一方、テストステロンはセロトニンを脳の中で利用しやすくするので、テストステロンが高いと幸福度が増すと考えられます。つまり、ストレスが多いとコーチゾールの作用でセロトニンの分泌が少なくなるのですが、テストステロンが多い人はそれでも幸福感を保ちやすく、気分が落ち込みにくいことになります。

心理学では時間選好といいますが、「今1000円もらうのと1週間後に2000円もらうのと、どちらを選びますか？」というような質問があります。利益の早さと大きさのどちらを選ぶか、を問うているわけです。意外なことに、リスクを取るはずのテストステロンは多少損をしても「早く利益を確定する」判断をしやすいのです。

ただし、セロトニンが高いときは時間選好率が低くなる傾向があります。現在の満足感や幸福感が低いときは目先の利益を、セロトニンが高くて満足感が高いときは戦略性を発揮して将来の大きな利益を選択するようです。

●テストステロンは頼もしいリーダーをつくる

先に触れたように、テストステロンはリーダーシップをもたらすホルモンとしても知られています。

人間は集団をつくって生きています。原始的な狩猟生活をしている人たちも、単独ではなく、グループをつくって行うことが一般的です。組織で活動することによって、より大きな成果を挙げることができるからです。旧人と呼ばれるネアンデルタール人は大きな脳を持ちながら、組織で行動することができなかったため、我々の祖先であるクロマニヨン人に敗れて消えていったそうです。

効果的に組織を機能させるには、統率力の強いリーダーが欠かせません。「経営の神様」「企業マネジメントの発明者」として知られる高名な経営学者ピーター・ドラッカーは、リーダーについて次のように語っています。

・リーダーシップとは、組織の使命を考え抜き、それを目に見えるかたちで確立することである
・リーダーとは、目標を定め、優先順位を決め、基準を定め、それを維持する者
・リーダーは、妥協を受け入れる前に、何が正しく望ましいかを考え抜く

現代のビジネス社会では、誰もがリーダーとなって組織に貢献していくことが期待されていると思います。右に記した、組織、目標、正しさは、テストステロンが働くところです。リーダーの要件はいろいろあると思いますが、「意欲、チャレンジ精神」「利他、社会

に貢献したい気持ち」「公平、公正を求める正義感」の3つはどんなリーダーにも必要なものでしょう。

もちろん改革には痛みや衝突を伴います。また改革によって不利益を被る人もいます。そのような中で妥協を許さないリーダーの信念というのはある意味、「鈍感力」でもあるといえるでしょう。さらに楽天的で明るいこともリーダーの重要な資質だと思います。鈍感力を高めるテストステロンはストレスに対する抵抗力にもなっています。

●HP（ヒットポイント）を測ろう

ここまで、テストステロンの多岐にわたる働きを見てきました。意思決定や社会とのかかわり方にもテストステロンは大きな影響を与えます。自分自身が「いい感じで働いている」と感じられ、他人から「ハツラツとしている」と見られるのは、テストステロンを高く保っているからです。

血液中のテストステロンのうち、多くはアルブミンとSHBGと呼ばれるたんぱく質に結合しており、結合していない、フリーのテストステロンが実際に働いています。

このフリーテストステロンの値は1日の間でも大きく変化します。フリーテストステロンとほぼ同じ値を取るのが、唾液中のテストステロン値です。唾液中のテストステロンは医療現場では用いられませんので、我々はＨＰ（ヒットポイント）と呼ぶことにしました。ご存じの通り、ゲームのアバターの生命力や攻撃力を示す言葉です。

第６章でＨＰテスティング®の実際についてご紹介します。

◆コラム「指と顔からテストステロンの高さがわかる？」◆

テストステロンの値には個人差があります。正確な数値は医療機関で調べなければわかりませんが、実は外見からでもある程度は高い人を見分けることができるのです。

１、人差し指と薬指の長さ

男性は胎児のときに自分でテストステロンを出して男性器を作り、生まれてきます。このときテストステロンの産生量が多いと、薬指が人差し指より長くなります。薬指にはテストステロンを細胞に取り入れる受容体が人差し指より多いため、テストステロンが高くなると薬指に強くテストステロンが働き、指の骨が伸びるためです。

人差し指（第２指）の長さを２Ｄ、薬指（第４指）の長さを４Ｄとすると、２Ｄ／４Ｄは多くの男性で１以下になり、２Ｄ／４Ｄが低い（薬指が長い）ほど、テストステロンは胎児期に高かったことになり、この傾向は大人になっても続きます。そのため、薬指が長い男性はテストステロンが高い傾向があるのです。占いのように感じるかもしれませんが、

実際に医学的にも検証された事実なのです。（図1－8）

2、顔の長さ

顔の横幅に比べて縦の長さが長い「面長」のほうが、テストステロンが高い傾向にあります。いわれてみると、アスリートや芸能人は面長な人が多い気がします。もちろんこれは傾向に過ぎず、丸顔でもテストステロンが高いアスリートもいらっしゃいます。

1で示した指の長さや、頭蓋骨《ずがい》の形は偶然決まるように思われますが、実際は一人一人の遺伝子に基づいて形成されているのです。

3、顔のひさし

眉《まゆ》のあるところ、いわゆる、顔のひさしが高いと目が影で暗くなります。どちらかというと欧米人はひさしが高く、アジア人は低くてのっぺりしています。このひさしが高い人のほうが、テストステロンが高いと考えられています。

図1-8　薬指が長いとテストステロンが高い

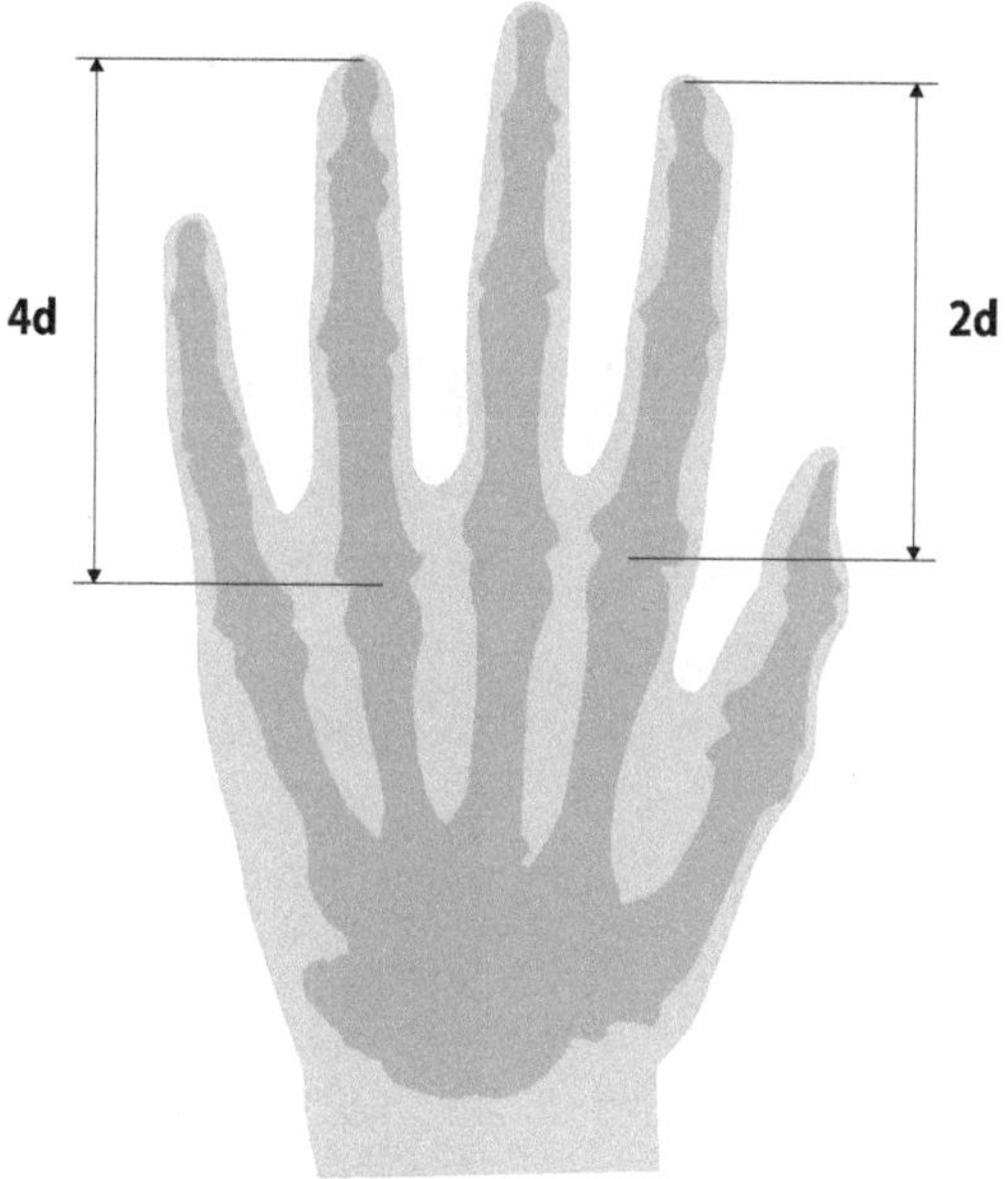

MEASURING FINGER RATIO

Ratio: $\dfrac{\text{2d (2dn digt measurement)}}{\text{4d (4dn digt measurement)}}$

第2章　ＬＯＨ症候群の症状と診断

●男性の更年期障害は「病気」

更年期障害とは性ホルモンの低下によって心身に不調が起こった状態です。

かつて更年期障害は女性特有のものと思われていました。女性は閉経すると女性ホルモン（エストロゲン）が大幅に減り、これが自律神経に影響を与えることでさまざまな症状が出てきます。女性にとって更年期障害は身近な問題であるため、多くの女性に更年期の知識があり、対処法もよく知られています。

すべての女性は月経（生理）がいずれ終わりますから、女性の更年期はすべての女性に起こる、いわば「遺伝子にコードされた」生命現象と呼べるでしょう。実はチンパンジーやオランウータンのメスは閉経すると死んでしまいます。つまり、子どもをつくらない時代がないのです。ヒトの女性が閉経するのは、進化した人類では孫世代を育てることも重要な人生の役割になっていることを意味します。

よく知られているように、更年期になると、顔がほてる、急に汗が出る、イライラする、といった症状が出るようになります。こういう症状は男性でも見られることから、20世紀の末に男性にも更年期障害があることがわかってきました。

男性の更年期障害も、原因は女性と同じで性ホルモン（テストステロン）の低下です。

ところが、すべての人が閉経して更年期を迎える女性と異なり、男性は更年期になる人とならない人がいます。もちろん加齢によってテストステロンは減っていくのですが、女性の閉経のように急激に減ることはありません。

女性の更年期は閉経の前後５年以内と定義されています。期間に個人差はありますが、いずれにせよ更年期障害は10年以内の一過性のできごとです。また程度の差はあるものの、すべての女性が通過する症状です。一方、男性更年期障害はすべての男性に起こるわけではない「病気」なのです。女性と違って時期が一定せず、30代で起こることもあれば80代で起こることもあります。症状が現れる期間も長く、じっと待っているだけでは治らないことも多いのです。

テストステロンが減る原因は、がんや糖尿病、肝臓病などの病気もありますが、最も多いのはストレスです。過労、人間関係、退職による社会からの隔離などが引き金になります。男性の更年期障害は「社会的な要因によって起こる」といっても過言ではないと私は考えています。

第一章で述べたように、テストステロンの分泌量が生まれつき低い、あるいはテストステロンの受容体の不具合からテストステロンが働かずに、一次性徴（性分化）や二次性徴

（思春期）がはっきりしない状態になることがあります。後天的な病気やケガで精巣を失ったことでテストステロンが低くなることもあります。そのような状態を性腺《せいせん》機能低下症、または性腺機能不全と呼びます。

それに対して、成人になるまではテストステロンが問題なく分泌されていながら、中高年になって急激にテストステロンが下がってくる状態を加齢に伴う性腺機能低下症（Late Onset Hypogonadism）、その頭文字を取って「ＬＯＨ（ロー）症候群」と呼ぶようになりました。

●ＬＯＨ症候群をチェックしよう

ＬＯＨ症候群、いわゆる男性更年期障害で現れる症状には、身体的なものと精神的なものがあります。第１章で触れたように、テストステロンは意欲や社会性などメンタル面にも大きくかかわっているホルモンなので、分泌量が減るとメンタルにも影響するわけです。

身体的な症状は異常な発汗、ほてり、疲労感、めまい、頻尿、勃起《ぼっき》力の低下などです。精神的な症状には、やる気や興味の喪失、イライラ、不安感の増大、集中力や記憶力の低下、性欲の減少などがあります。（図２－１）

図2-1　LOH症候群の症状

精神症状	身体症状
■ 健康感の減少	■ 筋力低下、筋肉痛
■ 不安	■ 疲労感
■ イライラ	■ ほてり、発汗
■ うつ	■ 頭痛、めまい、耳鳴り
■ 不眠	■ 性機能低下
■ 集中力の低下	■ 頻尿
■ 記憶力の低下	■ 朝立ちの消失
■ 性欲の減少	

最近なんとなく体調がよくない、やる気が出ない、だるい、疲れやすい、眠れない、少々のことで落ちこむ、イライラする、悲しくなる、あるいは仕事に身が入らない、今まですぐに頭に入ってきたことが全然入らなくなった、ミスが増えた、といった症状がありませんか？　あるいは朝立ちがなくなった、性欲がなくなったなどの症状はないでしょうか？

これらの症状は時として、「もう年だからしょうがない」「疲れがたまっているんだろう」などと軽視されがちです。年をとれば性機能や性欲が衰えるのは当然ですが、それほど極端に衰えるものではありません。一般に70歳くらいまでは性欲や朝立ちはあるものなのです。

まずは簡単な10項目のチェックリストをやってみましょう。

・LOH症候群チェックリスト

□　①性欲が低下した

□　②元気がなくなってきたような気がする

□　③体力、もしくは持続力が低下した
□　④身長が低くなった
□　⑤毎日の楽しみが減ったように感じる
□　⑥もの悲しい気分だ、あるいは怒りっぽい
□　⑦勃起力が弱くなった
□　⑧最近になり、運動能力が低下したように感じる
□　⑨夕食後にうたた寝することがある
□　⑩最近、仕事がうまくいかない。仕事の能力が低下したように感じる

⇓①と⑦の両方が当てはまる、あるいは、３つ以上の項目に該当する場合には、男性更年期障害の疑いあり

気になる方はより詳しい質問票もやってみてください。次に紹介するものは加齢男性症状調査票（ＡＭＳ）と呼ばれ、ＬＯＨ症候群の診断に国際的に使われています。

全部で17項目あり、０～５点の６段階でポイントをつけていきます。高いポイントは症

状が強い（つらい）ことを表します。詳しく見ると、この調査票はからだに関するもの（関節の痛みなど）、メンタルに関するもの（イライラするなど）、性機能に関するもの（性的活動など）の3種類の質問で構成されていることがおわかりでしょう。

さて、あなたは何点くらいでしょうか？　ちなみに26点以下は健康、27～36点は軽症、37～49点は中等症、そして50点以上は医療機関に受診すべき状況と考えられています（図2－2）。

このAMSの点数は必ずしも血液中のテストステロン値とは関係しないことがわかっています。わかりやすくいえば、症状の強さはテストステロン値と比例しません。ではAMSの点数は何を表しているのでしょう？　最近の研究ではAMSの点数が高い人はからだに「炎症」が起こっていることが明らかになっています。

第1章でも少し触れましたが、炎症という言葉は日常的にも使われるものでありながら、意外と一般の人に説明するのが難しい医学の専門用語です。わかりやすいのは、からだにできた傷が化膿《かのう》したときです。ウミは細菌と格闘した白血球、すなわち免疫細胞の死骸《しがい》だということは聞いたことがある人もいるでしょう。化膿したときは腫《は》れて、痛みや熱を伴

図2-2　Aging Males' Symptoms（AMS）スコア

❶ 総合的に調子が思わしくない（健康状態、本人自身の感じ方）
❷ 関節や筋肉の痛み（腰痛、関節痛、手足の痛み、背中の痛み）
❸ ひどい発汗（おもいがけず急に汗が出る、緊張や運動とは関係なくほてる）
❹ 睡眠の悩み（寝つきが悪い、ぐっすり眠れないなど）
❺ よく眠くなる、しばしば疲れを感じる
❻ イライラする（あたり散らす、ささいなことにすぐ腹を立てる、不機嫌になる）
❼ 神経質になった（緊張しやすい、精神的に落ち着かないなど）
❽ 不安感（パニック状態になる）
❾ からだの疲労や行動力の減退（全般的な行動力の低下、余暇活動に興味がないなど）
❿ 筋力の低下
⓫ 憂うつな気分（落ち込み、悲しい、涙もろい、意欲がわかないなど）
⓬「人生の山は通り過ぎた」と感じる
⓭「力尽きた」、「どん底にいる」と感じる
⓮ ひげの伸びが遅くなった
⓯ 性的能力の衰え
⓰ 早朝勃起の回数の減少
⓱ 性欲の低下（セックスが楽しくない、性交の欲求が起きない）

＊各項目を、「ない」1点、「軽い」2点、「中等度」3点、「重い」4点、「きわめて重い」5点で集計する

＊合計点で男性更年期障害の症状の重症度をみる：17〜26点「ない」、27〜36点「軽度」、37〜49点「中等度」、50点以上「重症」

参照元：「加齢男性性腺機能症候群—LOH症候群—診療の手引き」

います。これが古典的な意味での炎症、すなわちメラメラと燃えている感じです。免疫細胞は細菌を排除するために、サイトカインと呼ばれるさまざまな物質を出し、その結果熱が出たり、腫れやむくみを生じたり出血したりします。

新型コロナやインフルエンザのようなウイルスが肺に入れば肺炎が起こります。肺の炎症、略して肺炎です。この場合も肺で免疫細胞とウイルスが戦い、同じように肺の臓器に腫れやむくみ、出血、熱などが起きています。

これらは典型的な炎症ですが、実は細菌やウイルスなどの感染症だけに限らず、糖尿病や痛風、高血圧、腎臓病といった慢性的な病気でも弱い炎症が起こっています。炎症が長く続くことで臓器の細胞が傷み、結果的に動脈硬化や肝硬変といったより重い病態へと進行していきます。

AMSの点数が高いということは、気がつかないうちにこの「炎症」がからだの中に起こっていて、そのために質問項目にあるような「症状」が起こるのだと考えられます。

もともとテストステロンには炎症を防ぐ働きがあります。テストステロンがその人の基準値よりも下がると炎症が起きるようになるわけです。

●テストステロンの減少は肥満につながる

テストステロンが減るとどういうことが起こるのか、少し細かく見てみましょう。

テストステロンは男性ホルモンと呼ばれます。第1章でも説明したように、これは少年が生殖機能を持った大人の男性になるために、すなわち「男になる」ために必要なホルモンだからです。

20歳の頃のご自分を思い出してください。脚の筋肉も太く、腕の力こぶも大きかったはずです。一般に20代から30代は筋肉量が最大になり、内臓脂肪は一番少ない年代です。テストステロンには筋肉を大きくし、体脂肪を少なくする働きがあります。

今はどうでしょう？　20代の頃と比べると、ズボンのウエストはかなり増えており、一方で太ももは細くなっているかもしれません。これはまさしくテストステロンが若い頃より減っている現れの一つです。実際、テストステロンが低い人に薬として外から投与すると、年齢を問わず、内臓脂肪が減って筋肉がついてくることがわかっています。

50年前のテレビニュースなどを見ると、太っている人が少ないことに驚きます。今は若い年代でもお腹が出ている方が多くなりました。この30年で肥満に該当する人の割合を男女別に調べてみますと、女性はどの年齢層でも肥満者は減ってスリムになっているのと対

図2-3　肥満（BMI≧25）の人の割合

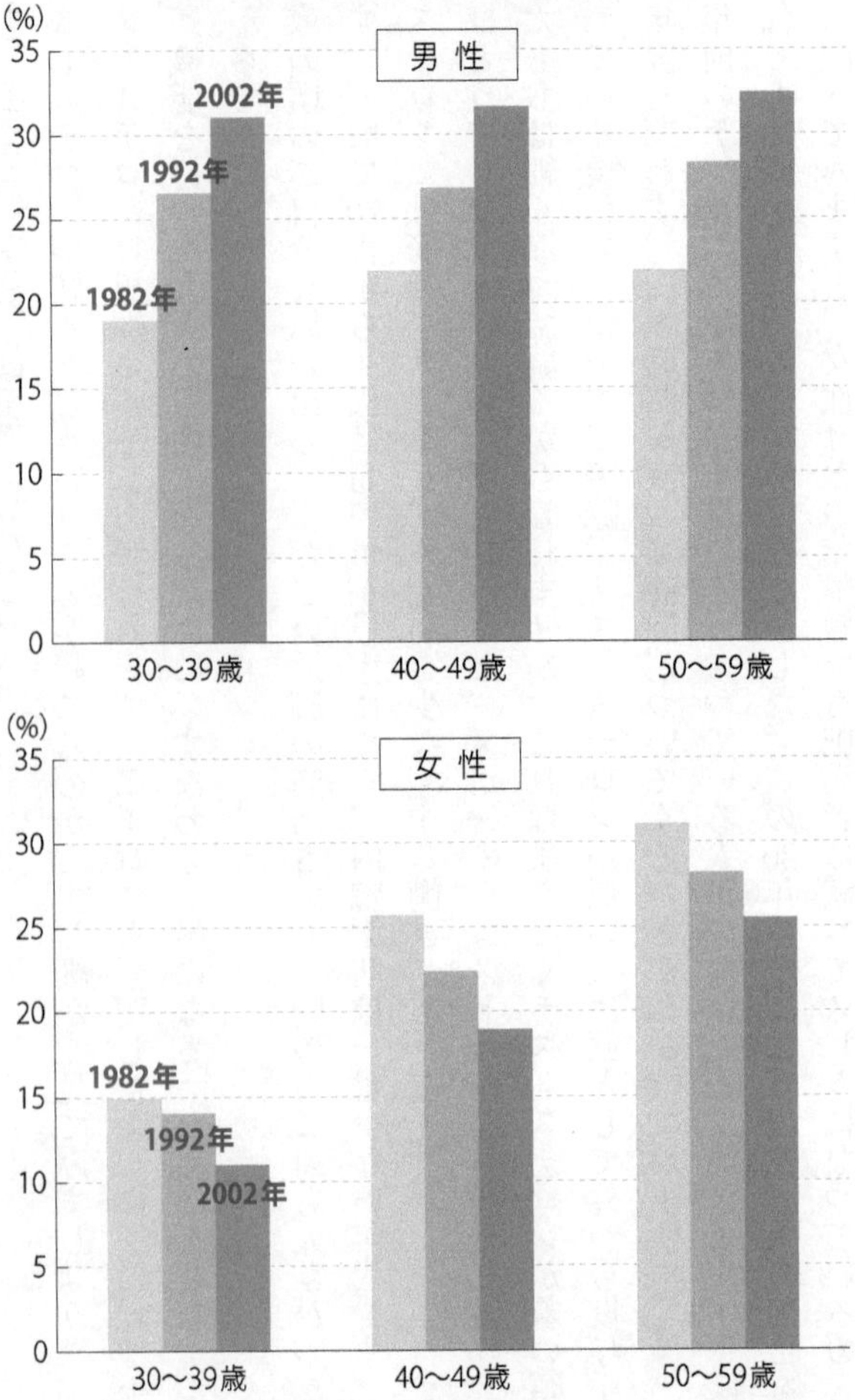

データ：平成14年国民栄養調査結果の概要について／厚生労働省

図2-4　テストステロンは減っている

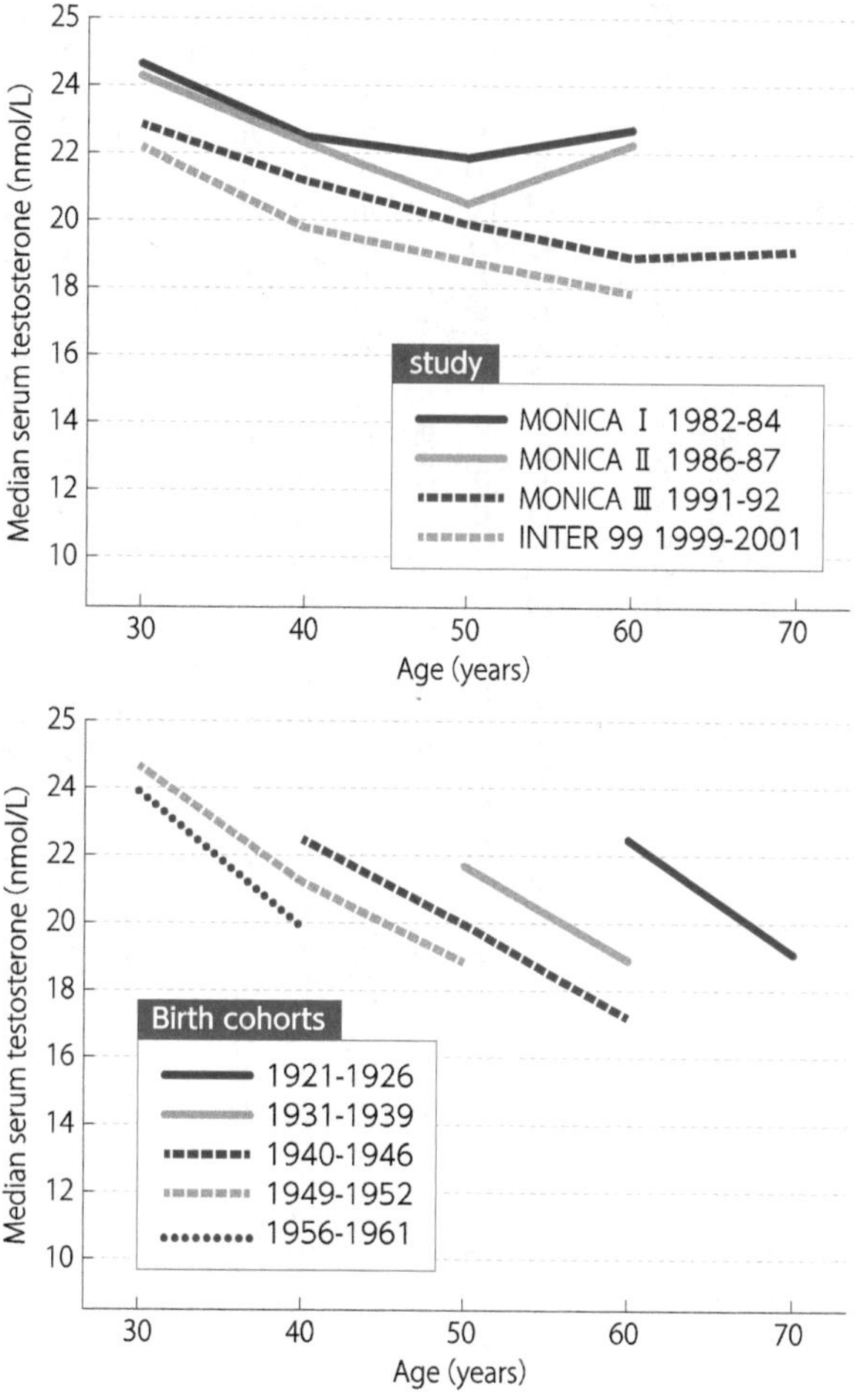

J Clin Endocrinol Metab 92: 4696-4705, 2007

照的に、男性ではどの年齢層でも肥満の人が増えているのです。（図２－３）摂取カロリーに見合うだけの身体運動をしていないことが一番の理由だと思いますが、テストステロンが十分に働いていない可能性もあります。「最近、ベルトがきつくなった」という場合は、まずテストステロンが減っていないか疑う必要があります。

海外の研究では、この20年あまり、テストステロンが減っていることが報告されています。（図２－４）図は、年ごとの調査の参加者の年齢別のテストステロンの平均値で、１９８２～１９８４年の調査よりも１９９９～２００１年の調査のほうがどの年齢でもテストステロンは減っています。また、生まれ年ごとに調べてみると、１９２０年代生まれで調査時に60～70代の人と、１９５０年代生まれで30代の人のテストステロンの値があまり変わらないことがわかります。ＬＯＨ症候群が世界的に増えている可能性があります。

●休職せざるを得なくなったAさんのケース

20世紀の医学は、からだの症状はからだの異常から、メンタル症状は脳の異常から、と分けて考えていました。しかし今では、たとえば慢性の腰痛は腰の骨や筋肉の問題ではなく、脳の痛みを感知するシステムの不具合が原因になっていることもあると知られています。「やる気が出ない」といった心の症状と「腰が痛い」というからだの症状はつながっている可能性があるのです。

私が診た患者さんの実例を挙げましょう。

Aさん（43歳）はサーフィンが大好きで、海が近い郊外に転居しました。もともと朝型だったのでサーフィンを楽しんでから出勤することも多く、片道2時間かかる通勤も特に苦にならなかったそうです。

ところが、いつからか寝つきが悪く、夜中に目が覚めるうえに朝の4時に目が覚めてしまうようになりました。入眠困難、中途覚醒《かくせい》、早期覚醒、と三拍子そろった不眠症です。夜明け前に目が覚めてもサーフィンをやろうという気にはならず、都心までの出勤もおっくうに感じられるようになってきました。会議では上司がハッパをかけるのがつらく、思わず耳をふさぎたくなってしまいます。1日の仕事が終わって電車に乗ると、なぜか不安を感じ、何ともいえないもの悲しい気持ちになるのでした。

そんな中、新型コロナウイルスが上陸しました。テレワークを指示されたときは「これで楽になるだろう」と思ったのに、まったくやる気がわいてきません。体がだるいうえに、腰が痛く、パソコンに向かうのが苦痛なのです。年1回の会社のメンタルチェックを受けると、産業医との面談を勧められました。

産業医には「軽いうつ状態ですね。気分が上がる薬と、よく眠れる薬を出しておきましょう」と言われ、抗うつ薬と睡眠薬、抗不安薬の合計3剤を飲むようになりました。薬を飲むと確かによく眠れるようになり、不安感も減りました。その代わり頭がボーッとしてしまい、昼間も眠くて仕方ありません。仕事がおっくうな気持ちは変わらないし、仕事上の判断をすることが難しいのです。ついに産業医から3ヵ月の休職を勧められました。

休職したおかげで不眠症や不安感は改善しましたが、「仕事を再開したい」という意欲はなかなかわいてきません。ついイライラして家族に当たることも多く、妻と子どもたちは腫れ物に触るようです。はたして3ヵ月で会社に戻れるだろうか……？　産業医から「もう少し休んでみますか」とより長期の休職も提案されていますが、同じような症状で会社を辞めざるを得なかった先輩もいて不安でなりません――。

●うつ病とテストステロン

現代の日本では就労者の3％がうつ、さらに1％が休職しているそうです。考えてみると大変な数字ですが、ストレスの強い職種では休職率はもっと高いことでしょう。会社経営のうえでも、もはや重大なコスト要因ともいうべき深刻な事態になっています。

抗うつ薬の進歩やストレスチェックの普及で、早期に「うつ病」が診断されて多くの方が短期間の治療で「心の風邪」を治しているのは事実です。しかし回復後に以前と同じ活力と意欲で仕事ができている人は必ずしも多くありません。「うつ病」の病後ということで、「ストレスが少ない職場」に回されることもあります。他人と接触する機会が少なく、重大な判断を求められることも少ないので楽になったと感じる一方、バリバリ仕事をしていた頃と比べると達成感が少なく、さびしく感じます。

仕事のストレスも減り、抗うつ薬も飲んでいるのに、どうしてがんばれないんだろう？そう思っている方はたくさんいらっしゃるようです。

それはテストステロンが元に戻っていないからかもしれません。うつ病の原因はさまざまですが、テストステロン値が低いとうつ病になりやすく、中高年のうつ病患者はテストステロンが低い人が多いことも確認されています。

テストステロンが低くなると、これまで精力的にこなせていた仕事に強いストレスを感じることがあります。テストステロンは脳の中の記憶・認知能力に関する海馬という部位でも働いていますので、新しいアイデアを出したり、チームを引っ張ったりすることが難しくなります。もちろん、うつ病患者全員が、テストステロンが低いわけではありませんが、うつ病と診断されてテストステロン値をチェックされていない人は、一度検査をしたほうがいいと思います。抗うつ薬を飲んでもよくならない、どんどん抗うつ薬が増えてきた、というケースでは、往々にしてＬＯＨ症候群が隠れていることがあるからです。

抗うつ薬は気分の落ち込みや不安をやわらげるものです。ところがそれ以上の社会性、たとえば仕事にやる気が出るとか、他者に興味を持つ、自己主張をするといった、「積極性」をもたらすとは限りません。抗うつ薬や抗不安薬を長期間服用していると、薬の作用でテストステロンが下がってしまう方も多いことがわかっています。実際、私の患者さんにもそういう方はいらっしゃいました。

テストステロンが下がっているうつ病患者では、外からテストステロンを補充することで半数以上の人が改善します。この改善というのは、単に症状が取れるだけでなく、元気でハツラツとして仕事ができるようになるということです。以前と同じように働くには、それだけのエネルギーを出せる力と環境が必要です。そこで必要となるのがテストステロンなのです。

私の患者のＡさんもテストステロン値が低いＬＯＨ症候群になっていたため、テストステロン補充療法を行いました。休職中にサーフィンを再開できるようになり、今では元の職場に復帰して元気に働いています。

●ＬＯＨ症候群の診断基準

テストステロンは血液の中では98％はたんぱく質と結合しており、働かない状態になっています。残り２％はテストステロンが単独で存在している状態で、遊離（フリー）テストステロンと呼ばれます。からだの中で実際に働いているのはこのフリーテストステロンです。

血液中のテストステロンの全体量は総テストステロンと呼ばれています。総テストステロン値は、予備力を入れたテストステロン・レベルを表しており、フリーテストステロン値は刻々と変化する活動中のテストステロンと考えてよいでしょう。

女性の総テストステロン値は男性の10％くらいですが、フリーテストステロン値は男性の20～30％くらいになります。中には男性と同じくらいフリーテストステロンが多い方もいます。

血圧や血糖値は年齢に関係なく正常な範囲が決まっています。これは正常値を外れると生命の危険があるからです。ところが、テストステロンは仮にゼロになっても命に別状はありません。またホルモン値は個人差が大きいので、正常値を決めにくいという事情もあります。

そこで男性全体でのテストステロン値の分布を調べて、下位5％は「異常に低い」とみなしています。つまり、これがＬＯＨ症候群というわけです。実際この基準と一致して、性欲の低下やＥＤ（勃起機能障害）が見られることがわかっています。

よく「もうトシだから」といいますが、必ずしも高齢だからテストステロンが少ないとは限りません。中には80歳なのに20歳の若者より高い人もいます。とはいえ、やはり加齢とともにテストステロンが少ない人の割合が増えていくことは事実です。60歳以上の男性の2割はＬＯＨ症候群だといわれています。

ＬＯＨ症候群の診断はメンタルと身体の症状があり、午前中の血液中の総テストステロン値が２５０ng/dL（＝２・５ng/mL）以下であることとしています（日本メンズヘルス医学会　ＬＯＨ症候群　診療の手引き）。このテストステロンの基準値は国際的なコンセンサスを得ており、海外でも同じ基準です。

心身に症状が見られても、総テストステロン値が２５０ng/dL 以上の場合は、血液中のフリーテストステロン値を測定します。このフリーテストステロン値測定は日本独自のもので、一般に海外では用いられません。

日本で行われるフリーテストステロン値の検査は簡便なもので、正しいフリーテストステロン値の約10％程度の値です。しかし正しいフリーテストステロン値とある程度相関しますので、ＬＯＨ症候群の目安として医療機関で用いてきました。

日本のフリーテストステロン値については、30～40歳代の下位５％に相当する７・５pg/mL 以下を、ＬＯＨ症候群を考慮する基準としています（日本メンズヘルス医学会　ＬＯＨ症候群　診療の手引き）。ただし、フリーテストステロン値は日による変動が大きいため、複数回の測定が推奨されます。

ＬＯＨ症候群の診断は泌尿器科あるいはメンズヘルス外来、男性更年期外来を専門としている医療機関で行っています。日本メンズヘルス医学会のＷＥＢサイトには全国の専門医のリストが紹介されています（巻末参照）。

●LOH症候群診断の問題点とHPテスティング®

血液中のテストステロンの98％はたんぱく質と結合しており、働いていない状態と考えられています。つまり血液中の総テストステロン値はテストステロンの貯蔵量を示しています。この貯蔵量は生活習慣や食事などで大きく変わるものではありません。一方、フリーテストステロン値は1日の中でも変動が大きく、1回の採血では判断できません。

また医療機関で診断する場合、日本人の平均値と比べてテストステロン値が高い、低いと判断しており、その人の本来のテストステロン値と比べてどう変化したかはわかりません。もともとのテストステロン値が高い人であれば、基準値以上であってもテストステロンの低下によって強い症状が現れることも考えられます。こういう人は専門医に行っても「ホルモン値は正常範囲です」と診断されてしまう可能性があります。

このような場合に役立つのが「HP（ヒットポイント）テスティング®」です。

HPテスティング®は唾液《だえき》中のテストステロンの測定値で、LOH症候群の医学診断には用いませんが、唾液を郵送するだけで結果を得られますので、生活習慣とテストステロン力の関係を見るのに最適です。

●生涯上がり続ける女性のテストステロン

テストステロンは男性ホルモンなので女性には関係ない、と多くの女性は思っていることでしょう。しかし、女性でもテストステロンはつくられます。「あなたのからだの中のテストステロンは女性ホルモンであるエストロゲンの10倍も多いんですよ」と聞いたらビックリしませんか？

性別を決める染色体はXとYの2種類があり、女性はXが2本、男性はXとYが1本ずつです。通常、我々のＤＮＡは2本の染色体がペアになっており、どちらか1本が活動する仕組みになっています。2本あるメリットは片方の遺伝子に傷がついても、もう片方が活動することでカバーできる、すなわちバックアップ機構が働いていることです。女性の場合X染色体が2本あるということは、どちらかの染色体に傷がついても、もう片方の遺伝子で修復することができることになります。

ところが男性の性染色体は、大きいX染色体と小さいY染色体の2本で成り立っています。1本ずつでスペアがないので、遺伝子に傷がついてしまうとカバーできません。これが男性の最大の弱点であり、女性より寿命が短い大きな原因になっているのではないかと私は考えています。

第1章でも触れたように、男性は胎児の時代や思春期など人生のある時期にテストステロンを思いっきり高める必要があります。逆にいえばヒトのデフォルトは女性型で、そういったことをしなければ自然に女性になっていくわけです。

遺伝子の異常でテストステロンは十分にあっても、その受け手となる受容体＝レセプターの働きが悪い場合は、性染色体はＸＹの男性型でも外見は女性のようになるという現象が知られています。このテストステロンが作用しない男性は、からだの中でテストステロンがエストロゲンに変換され、エストロゲンだけが働くといういわば超女性状態になり、生殖機能はありませんが、見た目は女性のようになります。

女性の血液中のテストステロン濃度は概《おおむ》ね男性の10％以下です。精巣のない女性は卵巣や副腎そして脂肪でもテストステロンをつくっています。閉経後は例外なくエストロゲンは低下しますが、テストステロンは必ずしも低下しません。福島県で地域健診に来られた約３０００人の男女を対象に、私たちが唾液に含まれるテストステロンであるＨＰを調べたところ、男性は年齢とともにＨＰは低下していきましたが、なんと女性ではＨＰ値は逆に上がっていきました。健診会場に足を運ぶ高齢者の方はそもそも健康ということはあるにせよ、女性は加齢とともにＨＰが上がっていくというのは素晴らしいことです。

図2-5　テストステロンの男女差

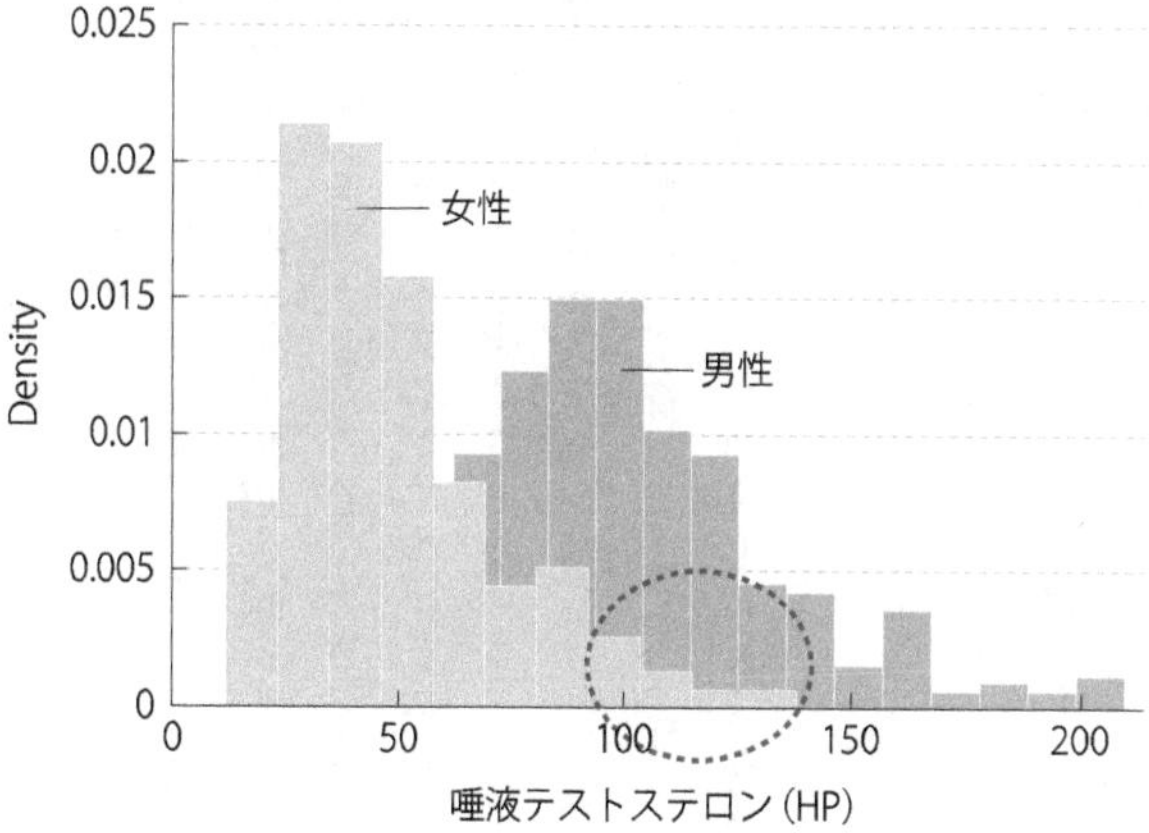

●テストステロンの高い女性は「ハンサム」になる

男性と同じく、女性もテストステロンのレベルは個人差があります。HPが高い女性では男性の平均値を上回る人がいます(図2－5)。一般にテストステロンが高い女性は高齢でも筋肉や骨密度が保たれる傾向があります。

テストステロンが低い女性は不安神経症やうつ病になりやすいことが知られています。テストステロンは「リスクを取る冒険のホルモン」なので、テストステロンが高い女性はアグレッシブになります。女子学生の職業選択とテストステロン値の関係を調べてみると、テストステロンの高い女性はリスクが高くてもリターンが多い仕事（自営業、銀行なら投資部門など）につく傾向がありました。

女性の生理周期の中では、排卵日付近にテストステロンは最も高くなります。テストステロンは筋肉を増やして脂肪を減らす作用があるので、筋力トレーニングで筋肉量を増やしたり、脂肪を落としたりして引き締まったボディをつくるには最適のホルモンバランスになり、エクササイズやダイエットにいい時期です。気持ちが前向きになりますから、仕事にも積極的に取り組めるでしょう。

もちろん、テストステロンは多ければ多いほどいいわけではありません。ＰＣＯＳ（多《た》嚢胞《のうほう》性卵巣症候群）は女性のテストステロンが異常に高くなる病気です。卵巣でテストステロンが過剰に作られて排卵しにくくなる疾患で、女性の20～30人に１人の割合で見られます。

排卵されない卵胞は卵巣にとどまるため、超音波検査をすると、たくさんの卵胞（嚢胞）が見えることから多嚢胞性卵巣と呼ばれます。症状として無月経や月経不順、ニキビ、多毛、肥満などが出現します。排卵しないため、不妊の原因になることもあります。通常、排卵には脳にある下垂体から分泌されるＬＨ（黄体形成ホルモン）とＦＳＨ（卵胞刺激ホルモン）という２つのホルモンが関わっています。ＰＣＯＳではこのバランスが崩れて、ＬＨばかりが過剰分泌されることによって、排卵がうまく行われなくなります。血糖値を下げるインスリンの働きが悪くなって糖尿病も発症しやすくなります。

●女性もテストステロンで認知症を防ごう

厚生労働省「令和２年版厚生労働白書」によると、２０１６年の時点で女性の平均寿命は87・14歳でした。ただし他人の世話にならずに自立した生活ができる健康寿命は74・79歳で、12年以上もの差があります。この12年間は他人の介護が必要な期間です。ちなみに男性の平均寿命は80・98歳、健康寿命は72・14歳だったので、介護が必要な期間は女性よりも短くなっています。

要介護になる一番の原因は認知症であり、社会活動だけに留《とど》まらず、最後は愛する家族の顔さえわからなくなり、生存はしているものの人間としての尊厳ある生き方が困難になってきます。認知症にいいとされる食品は、チーズ、ＤＨＡやＥＰＡを含む青魚、イチョウ葉エキス、カテキンなど、たくさん挙げられています。しかし認知症になっていることが確認された場合、回復する医学的エビデンスがある治療は今のところ存在しません。

脳の海馬は女性でも男性と同じようなテストステロン濃度があることが報告されており、認知機能には男女にかかわらずテストステロンが重要な働きをしています。東京大学老年病科の研究では高齢の女性にテストステロンの前駆物質であるＤＨＥＡを投与したところ、認知機能の低下が防げたという報告もありますので、女性も閉経後はテストステロンを高めることが、うつ、認知症予防に役立つかもしれません。投与量は男性の10～20％でよいと思われます。

第3章　健康診断からＬＯＨ症候群を疑う

●病気の予防と早期発見につながる健康診断

みなさんの多くは会社で行われる健康診断（健診）を毎年受けていることと思います。健康意識の高い方は人間ドックも受けておられるかもしれません。

そもそも健診は国民病であった結核を早期に診断し、治療するために発展してきました。胸部レントゲン検査を受けるのは、その名残です。その後、血液検査でいろいろな病気が診断されるようになり、心筋梗塞《こうそく》や脳卒中のリスクとなる生活習慣病、すなわち高血圧、慢性腎臓病、糖尿病、高尿酸血症（痛風を引き起こす）、脂質異常症などを調べるようになりました。また、かつては日本人がかかるがんのナンバー1が胃がんだったので、バリウムを飲んでレントゲンを撮影する技術が進歩しました。今では胃カメラの解像度が高くなり、人間ドックでは内視鏡検査が主体となっています。

働き盛りといわれる30～40代の男性は、プライベートよりも仕事優先の生活を送る人が多く、また仕事での責任も重くなってストレスも増えることから、食事、運動、睡眠といった生活習慣が乱れがちになります。30代ですでに血圧や血糖値、肝機能の検査値に異常が見られる方は50～60代に大きな病気になってしまうリスクが高くなります。この年代での健診や人間ドックは「病気の予防」の必要性を確認する機会です。

一方50～60代になると、予防に加えて症状がなく、気がつかない重大な病気を見つけることが主眼になります。気がつかないうちに狭心症があったり、小さな脳梗塞をしていることがわかったり、早期のがんが見つかることも珍しくありません。いずれにせよ、健診や人間ドックは主に生活習慣病や症状のない早期がんを見つけることで、将来の重大な健康リスクに備えることができます。

ただし、健診で異常値として検出されるのは集団の中での成績が悪い5％の人だけで、残りの95％は大ざっぱに「正常」として扱われます。そのため、今現在のあなたのパフォーマンスは健診ではわからないことも多いのです。

健診の結果が出ると一つの項目の値が異常か正常かに一喜一憂する方が多いのですが、血液検査の個々の項目はそれぞれ関係しあっています。いくつかの項目の変化を総合的に見ること、そして変化が起こるメカニズムを知ることが健康を維持するうえではるかに役立ちます。

●脂肪肝の人は隠れLOH症候群かも

たとえば、肝臓の検査ではγ-GTPが有名ですね。この数値はお酒を飲む量が多いと上昇していくので、γ-GTPが高いときはまず酒量とお酒を飲む機会を減らせばよいのです。肝臓の機能については、それよりもALTとASTという項目が重要です。これらの数値は薬を服用して肝臓に負担がかかるときや、肝炎といって肝臓の組織が破壊されるときに上昇しますが、最近は脂肪肝が増えています。

かつて肝硬変は、B型肝炎、C型肝炎、そしてアルコール性肝炎によるものがほとんどでした。ところが今はこれらの肝炎が減り、脂肪肝から肝硬変になる人が多くなってきました。

脂肪肝はまさにフォアグラのように肝臓に脂肪がたまった状態です。超音波検査をすると肝臓が白く光るのですぐわかります。超音波検査で脂肪肝を指摘された方も多いでしょう。

脂肪肝が増えた理由の一つは食生活です。自宅で食事を作る機会が減って、調理済みの食品を買う機会や外食が多くなったことと関係があります。まず摂取カロリーの増加が問題です。朝、コンビニで菓子パンを2個買うとそれだけで600kcal。昼にラーメンを食べ、夜にコンビニ弁当と缶ビール1缶で、軽く3000kcalに達してしまいます。カロリー過剰は肝臓に負担をかけて脂肪肝になります。

脂肪肝というくらいなので「脂っこいものを食べないほうがいいな」と、こってり系のラーメンなどを控える方もいるでしょう。しかし脂肪肝は必ずしも脂質の摂取が原因ではありません。むしろ、問題は糖質です。ジュース類やお菓子に含まれる砂糖や、フルーツに含まれる果糖は肝臓で中性脂肪に変化して蓄積します。「からだにいい」はずのフルーツのとりすぎで脂肪肝になってしまうことは意外に知られていません。ちなみにこの果糖は、ジュースや冷凍食品をはじめ、ありとあらゆる食品に含まれているので注意が必要です。からだの中では中性脂肪と痛風を起こす尿酸に変化し、細胞を傷つける「糖化」という現象も起こしてしまいます。

そして最近知られてきた脂肪肝のもう一つの理由が、やはりテストステロンの低下です。LOH症候群では、実に85％が脂肪肝になっていることがわかりました。テストステロンが1ng/dL 減るごとに脂肪肝になる確率が1％ずつ増えていくのです。

第1章で触れたように、テストステロンが減ると体脂肪が増えます。体脂肪にはただでさえ少ないテストステロンをエストロゲン（女性ホルモン）に変換する働きがあります。女性ホルモンが高くなると、テストステロンを出そうとする刺激ホルモンが脳から出なくなり、ますますテストステロンの分泌が減るという悪循環を起こすのです。

脂肪肝を指摘されたときはLOH症候群になっていないか調べる必要があるでしょう。

●コレステロールを下げるとLOH症候群になりやすい

コレステロール値が心配という方も多いでしょう。コレステロールには善玉のHDLコレステロールと悪玉のLDLコレステロールがあります。悪玉であるLDLが増えると動脈硬化が進み、心筋梗塞や脳卒中が起きるリスクが高くなります。加齢とともに肝臓の機能が衰えると悪玉が増えて、善玉が減ってきます。

注意したいのは、脂っこいものを食べることがそのままコレステロール値の上昇にはつながらないということです。たとえば少し前まで「卵の食べすぎはコレステロールを上げる」として、卵は1日2個までなどと制限されていました。しかしコレステロールの摂取量は血液中のコレステロール値の上昇に直結しないことがわかり、2015年の改訂で「日本人の食事摂取基準」からコレステロールの制限はなくなっています。

コレステロールが高くなる原因は、肝臓の機能の低下、あるいはテストステロンの低下です。テストステロンはコレステロールを材料につくられます。コレステロールを下げる薬（スタチン）を服用すると確かに動脈硬化の進行が抑えられ、脳卒中や心筋梗塞は減りますが、一方でテストステロンが減ってからだの活動性が下がってしまうこともあり、またテストステロンが減る結果、筋肉量が減って糖尿病になってしまうこともあります。

●LOH症候群の可能性がわかる検査項目

ご存じの通り、通常の健康診断にテストステロンの検査は含まれていません。しかし、これから紹介する血液検査の項目に異常がある場合、テストステロンの低下、すなわちLOH症候群の可能性があります。ご自身の健診結果を手元に置いて読んでみてください。

・総たんぱく：血液中のたんぱく質の総量

低値の場合に疑われる病気は、ネフローゼ症候群、栄養障害、がんなど、高値の場合に疑われる病気には、脱水、慢性炎症、多発性骨髄腫《こつずいしゅ》などがあります。

異常　6・1以下
要注意　6・2～6・4
基準範囲　6・5～7・9
要注意　8・0～8・3

異常　８・４以上

※単位＝g/dL

・アルブミン：肝臓でつくられる血液たんぱくの一つ
低値の場合に疑われる病気には、肝障害、ネフローゼ症候群、栄養障害（低栄養）などがあります。
基準範囲　３・９以上
要注意　３・７〜３・８
異常　３・６以下

※単位＝g/dL

・AST（GOT）・ALT（GPT）：肝臓に多く存在する酵素
高値の場合に疑われる病気に、急性肝炎、慢性肝炎、脂肪肝、肝臓がん、アルコール性肝炎などがあり、AST（GOT）のみ高値の場合には心筋梗塞、筋肉疾患などが疑われます。

ＡＳＴ（ＧＯＴ）　基準範囲　30以下
要注意　31～50
異常　51以上

ＡＬＴ（ＧＰＴ）　基準範囲　30以下
要注意　31～50
異常　51以上

※単位＝U/L

・γ-ＧＴＰ：肝臓の解毒作用に関わる酵素

肝臓や胆道に異常があると、血液中の数値が高くなります。高値の場合に疑われる病気は、アルコール性肝障害、慢性肝炎、胆汁うっ滞、薬剤性肝障害があります。お酒の飲みすぎはテストステロンを下げ、ＬＯＨ症候群の原因となります。

基準範囲　50以下
要注意　51～１００
異常　１０１以上

※単位＝U/L

・クレアチニン（Cr）：アミノ酸の一つであるクレアチンの代謝後の老廃物

クレアチニン（Cr）は腎臓でろ過され、尿として排出されます。高値の場合には、腎機能低下が疑われます。なお同じ腎機能でも筋肉の多い人はクレアチニンの値は高めに、筋肉の少ない人では少なめに出ます。クレアチニン値の低下は筋肉量の低下を示している可能性があり、ＬＯＨ症候群が疑われます。

基準範囲　男性１・００以下　女性０・７０以下
要注意　男性１・０１～１・２９　女性０・７１～０・９９
異常　男性１・３０以上　女性１・００以上

※単位＝mg/dL

・eGFR：クレアチニン値を性別と身長で補正して算出した指標

低値の場合には腎機能低下が疑われます。

基準範囲　60・０以上

要注意　45・0〜59・9
異常　44・9以下

※単位＝mL/分/1.73m² による

・尿酸（UA）：細胞の核の成分でたんぱく質のプリン体の代謝物
エビ、カニ、ビールなどプリン体を多く含む食品、果物、冷凍食品に含まれる果糖の摂取の過剰で上昇します。高値の場合に疑われる病気は高尿酸血症（尿路結石、痛風などにつながる）または腎機能の低下、低値の場合に疑われる病気は腎性低尿酸血症などがあります。

要注意　2・0以下
基準範囲　2・1〜7・0
要注意　7・1〜8・9
異常　9・0以上

※単位＝mg/dL

・ＨＤＬコレステロール：善玉コレステロール

いわゆる「善玉コレステロール」と呼ばれるもので、血液中の悪玉コレステロール（ＬＤＬコレステロール）を回収する役割があります。低値の場合に疑われる病気に脂質異常症、動脈硬化に加え、ＬＯＨ症候群があります。

基準範囲　40～１１９（注）
要注意　35～39
異常　34以下

※単位＝mg/dL

注：将来、脳・心血管疾患を発症する可能性を考慮した基準範囲

・ＬＤＬコレステロール：悪玉コレステロール

こちらは、いわゆる「悪玉コレステロール」と呼ばれるもので、全身の組織・細胞はこの悪玉コレステロールからコレステロールを取り込みます。悪玉コレステロールが血管壁に入り込むことで、動脈硬化の原因となるため、この数値が高い場合にはＬＯＨ症候群に注意が必要です。逆に低値の場合に疑われる病気には栄養障害（低栄養）、甲状腺《こうじょうせん》機能亢《こう》

進症《しん》などがあります。

要注意　59以下
基準範囲　60～１１９
要注意　１２０～１７９
異常　１８０以上

※単位＝mg/dL
注：将来、脳・心血管疾患が発症する可能性を考慮した基準範囲

・中性脂肪（ＴＧ／トリグリセリド）：体内で最も多い脂肪

中性脂肪は体内脂肪の一種で、体内で最も多い脂肪です。高値の場合に疑われる病気に動脈硬化、ＬＯＨ症候群があります。

要注意　29以下
基準範囲　30～１４９
要注意　１５０～４９９
異常　５００以上

※単位＝mg/dL

注：将来、脳・心血管疾患が発症する可能性を考慮した基準範囲

・空腹時血糖値（FPG）：空腹時におけるブドウ糖の血中濃度

高値の場合に疑われる病気に糖尿病、LOH症候群があります。

基準範囲　99以下
要注意　100～125
異常　126以上

※単位＝mg/dL

・HbA1c：糖化ヘモグロビンの割合を表したもの

HbA1c（ヘモグロビン・エーワン・シー）は、糖化ヘモグロビン（糖と結合したヘモグロビン）がどれくらいの割合で存在しているかをパーセントで表したものです。空腹時血糖値（FPG）が126 mg/dL 以上かつ HbA1c が6・5%以上なら糖尿病と診断されます。LOH症候群でも高値になります。ただし糖尿病の方でも、貧血があると HbA1c が低値

となる場合もあります。
基準範囲　５・５以下
要注意５・６～６・４
異常　６・５以上
※単位＝％

・赤血球数（ＲＢＣ）：酸素を運び、二酸化炭素を回収
赤血球は酸素を全身に運んで不要な二酸化炭素を回収する役割があります。高値の場合は多血症、低値の場合には貧血が疑われます。ＬＯＨ症候群では貧血になります。
基準範囲　男性４３８万～５７７万　女性３７６万～５１６万
※単位＝µL（１００万分の１L）

・血色素（Ｈｂ／ヘモグロビン）：酸素を運ぶたんぱく質の一つ
血色素は赤血球に含まれ、酸素を運んでいるたんぱく質の一つです。高値の場合に疑われる病気は多血症、低値の場合に疑われる病気にはＬＯＨ症候群、鉄欠乏性貧血などがあ

ります。

異常　男性12・0以下　女性11・0以下
要注意　男性12・1〜13・0　女性11・1〜12・0
基準範囲　男性13・1〜16・3　女性12・1〜14・5
要注意　男性16・4〜18・0　女性14・6〜16・0
異常　男性18・1以上　女性16・1以上

※単位＝g/dL

・ヘマトクリット（Ｈｔ）：血液中の赤血球の割合
高値の場合に疑われる病気は多血症、脱水など、低値の場合に疑われる病気は鉄欠乏性貧血、ＬＯＨ症候群などがあります。

基準範囲　男性40・4〜51・9　女性34・3〜45・2

※単位＝％

・ＣＲＰ：炎症が起きた際に増えるたんぱく質

体内に炎症が起きると増えます。通常はわずかしか存在しないため、この値が高くなった場合、身体のどこかに炎症があると考えられます。また、細菌やウイルス感染、がん、ＬＯＨ症候群の可能性があります。

基準範囲　０・30以下
要注意　０・31〜０・99
異常　１・00以上
※単位＝mg/dL

●過度な「糖質制限」はテストステロンを下げる

ご存じの通り、40〜74歳の人に行われる「特定健診」ではウエストのサイズを測ります。今や世界中で肥満が健康上の大きな問題となりました。肥満は糖尿病や高血圧など脳卒中や心筋梗塞のリスクを高める病気（生活習慣病）を合併しやすく、医療資源を消費する度合いが高いとされています。

友達に肥満者がいると自分も太りやすい、すなわち肥満は「伝染する」こと、また貧困層や社会的弱者にむしろ肥満者が多いことも指摘されています。日本においては特に男性の肥満が目立ちます。この30年間で女性はどの年代でも肥満度が低下しているのに対し、男性は逆にどの年代でも肥満者が増えています。（64ページ図２－３）

肥満の治療で即効性のあるものに、糖質制限があります。ちなみに炭水化物とは、糖質に食物繊維が合わさったものです。

古くは１９７２年に米国のロバート・アトキンスが『Dr. Atkins' New Diet Revolution』（邦題『アトキンス博士のローカーボ（低炭水化物）ダイエット』）という本で提唱しています。アトキンスは「肥満を引き起こすのは炭水化物であり、これを制限する代わりに、ほかの食べ物、特に肉、魚、卵といったたんぱく質と脂肪が豊富な食べ物は自由に食べてかまわない」と、これまでの常識と反する推奨をしたためダイエット法として大流行しました。米国においては11人に１人が、アトキンス・ダイエットを試したことがあると推定されています。実際、短期間で体重が劇的に落ちることは確かです。また、そもそも人類が狩猟採集生活をしていた時代には、炭水化物を多く含む穀物は食べていなかったのであり、糖質制限食こそが人類本来の食事（パレオダイエット）であるという主張も説得力がありました。

しかし、その後の検証では、４週間の低炭水化物ダイエットは低脂肪ダイエットや低G

Iダイエット（血糖値を上げやすい食品を減らす）と比べて、血清中の炎症マーカーであるCRP値とストレスホルモンであるコーチゾールが尿中に高く検出されたことから、むしろ心血管疾患のリスクが高まるとされています。さらに低糖質食を長期間続けると死亡率が明らかに増加することが、いくつかの研究をまとめた結果から明らかになっています。

以上より、最近ではまったく炭水化物をとらないのではなく、炭水化物をとりすぎない、あるいはやや少なくする、一方でたんぱく質や脂質もとりすぎず、適度な運動を行っていくようなマイルドな糖質制限食が推奨されています。

糖質制限をしている人を体組成計で追跡していくと、最初のひと月では、確かに体脂肪が減りますが、その後は筋肉量がどんどん減っていきます。CT（コンピュータ断層撮影）で見ると筋肉の中に脂のサシが入ったようになり、老年医学でいうサルコペニア（筋肉減少症）に近い状態になっていきます。

原因の一つには、糖質制限によってテストステロンが減ることが挙げられます。

よく大きなイベントの前に「腹が減っては戦ができぬ」とおにぎりを食べたりしますが、これは血糖値を上げるとテストステロンの値も上がることが感覚的にわかっていたのでしょう。

テストステロンが低いと、体内に炎症が起こり、筋肉量が減り、心血管障害が起きやすくなります。肥満者はそもそもテストステロンが下がっているLOH症候群が多いのですから、そこで糖質制限をするとさらにテストステロンが下がり、体調が悪化してしまうことになります。

●テストステロンを減らす薬、作用を妨げる薬

多くの方が飲んでいる薬の中には、テストステロンを減らしたり、作用を妨げたりしてしまう性質を持ったものもあります。代表的なものをいくつか挙げておきましょう。

・スタチン

スタチンは悪玉コレステロールであるLDLコレステロールが高く、善玉のHDLコレステロールが低い脂質異常症でよく処方される薬です。単にコレステロールの数値だけを見て服薬を開始するのでなく、年齢、合併症、喫煙などの生活習慣から、将来の脳卒中、心筋梗塞のリスクを調べて、食事・運動療法を行い、それでもコレステロール値が異常なときに処方することとなっています。しかし実際には、LDLコレステロールが高いとす

ぐにスタチンを処方される場合も少なくありません。

スタチンにはたくさんの種類がありますが、特にシンバスタチン（リポバス）とアトルバスタチン（リピトール）はテストステロン値を下げてしまうことが知られています。脂質異常症で薬を服用しているときには、定期的にテストステロンの数値をチェックするか、ＨＰを調べることが必要です。また体重の増加、性欲や朝立ちの有無に気をつけてみましょう。

・フィナステリド、デュタステリド
脱毛や前立腺肥大症の原因となるＤＨＴ（ジヒドロテストステロン）という物質は、テストステロンが代謝され、悪玉化したものです。フィナステリド、デュタステリドは男性型脱毛症（ＡＧＡ）や前立腺肥大症に対する薬で、このＤＨＴの産生を抑えます。ＤＨＴにもテストステロンと同じ作用があり、脳にも働くため、テストステロンの濃度は低くなっていないのにＬＯＨ症候群のように疲労、性欲低下、ＥＤ、うつを生じることがあります。薬を止めても元に戻りにくいので、特に30代以下の若年層では注意が必要です。

・スピロノラクトン
高血圧や原発性アルドステロン症に対して処方される薬で、テストステロンの合成が低下します。

・抗うつ剤
抗うつ剤を複数服用するとテストステロン濃度が下がり、うつの回復が遅れることがあります。またスルピリド（ドグマチール）は、テストステロン産生を抑え、ＬＯＨ症候群の原因となります。

・抗アンドロゲン剤
テストステロンの産生を抑える薬、あるいはテストステロンが結合する受容体の機能を妨げる薬剤です。前立腺がんや前立腺肥大症で処方されます。

特に転移した前立腺がんでは、テストステロンを極限まで低下させる治療（ホルモン除去療法）は標準治療となっています。転移がなくても放射線治療ではホルモン除去療法を併用します。手術療法では原則ホルモン除去療法は行いませんが、腫瘍《しゅよう》量が多いことが予想され、潜在的な転移がある場合はホルモン除去療法を手術前後に行うことがあります。

・クロルマジノン酢酸エステル錠（プロスタール）
　テストステロンの受容体をブロックする薬で前立腺肥大症や前立腺がんで処方されます。テストステロンの値は80％以上減少します。

・ビカルタミド
　テストステロンの受容体をブロックする薬で、前立腺がんで処方されます。テストステロンの値は80％以上減少します。

・ＬＨ－ＲＨアナログ（ゾラデックス、リュープリン）／アンタゴニスト（ゴナックス）
　精巣でのテストステロン産生の指令を出す黄体形成ホルモンＬＨを下垂体で産生させなくする薬剤です。テストステロン値は精巣を摘除した値（去勢レベル）になります。

・シメチジン

胃潰瘍《いかいよう》や逆流性食道炎に処方される薬で、テストステロンが下がります。

・麻薬

モルヒネ、コデイン、オキシコドンなどの麻薬製剤はがんなどの疼痛《とうつう》に対して処方されます。麻薬はテストステロン濃度を低下させるため、意欲の低下、うつが生じることがあります。血液テストステロン値の検査やＨＰテスティング®をして、後述するテストステロン補充療法を行います。がん闘病中だからこそテストステロンは上げておきたいものです。

第4章　ＬＯＨ症候群にならないために

●なぜテストステロンが下がるのか

中学生の頃を思い出してみてください。すでにヒゲが生えて大人みたいな顔をした同級生もいれば、ゆで卵のようにツルッとした小学生みたいな同級生もいたことと思います。こっそりタバコを吸っていたような不良タイプ、成績優秀で生徒会の役員もしていた優等生タイプ、日が暮れるまで白球を追いかけていた体育会系タイプ、アイドルやアニメが大好きなオタクタイプ。同じ年齢の中学生にもいろいろな生徒がいたはずです。

同じようにテストステロンの値も個人差が大きく、高い人もいれば低い人もいます。海外の研究によると、自分を表現する職業（芸能人、アーティスト、政治家、スポーツ選手など）はテストステロンが高い傾向があり、ルールを守ることが重視される職業（公務員、教師、医師など）や他人と接触することが少ない職業（農業など）はテストステロンが低めだったそうです。個人で独立して仕事をしている人は組織に属して仕事をしている人よりもテストステロンが高い傾向があります。同じ会社に勤めていても、おそらく外に出かけて多くの人と接する営業職のほうがバックヤードの事務職より高いでしょう。

とはいえ身長のようなもので、生まれつきテストステロンが少しくらい低くても問題はありません。診断の基準となる数値はありますが、もともとＬＯＨ症候群はテストステロンの絶対値ではなく、女性の閉経時のように男性ホルモンが「急激に下がる」ことで起こります。平均値より低くても、若い頃からそうだったら問題ないのです。自分のテストステロン値に合った仕事内容や環境にいればLOH症候群になることは少ないと思います。

では、どんなことが原因でテストステロンが急激に減り、LOH症候群になってしまうのでしょうか？

第1章で説明したように、テストステロンは獲物を取って帰ってくるホルモンです。獲物がないときはテストステロンが下がります。現代社会では新規契約数や販売額といったビジネス上の数字を伸ばすこと、昇進や新たな商品のアイデアなど、達成感を得られることが獲物になります。つまり、仕事がうまくいっているときはテストステロンが上がるのですが、その仕事によってテストステロンが下がることも多いのです。

LOH症候群になるときは周りの環境から受けるストレスが過剰であることがほとんどです。典型的な例はパワハラ上司から無茶な仕事を要求されたり、自尊心を傷つけるような暴言をいわれたりするときです。高校生の部活のように、活を入れたり、追い込んだりすることで部下が成長すると勘違いしているトンデモ上司はまだまだいます。必ずしも悪意がなくても、仕事の目標設定が非常に高いとか、目標に到達するために長期間の緊張を強いられるような場合は挫折《ざせつ》するとテストステロンが激減しますし、うまくいっても燃え尽きてしまうこともあります。

高速道路を運転することには高揚感もあると思いますが、それを何時間も続けたら神経がへとへとになるでしょう。緊張ホルモンであるコーチゾールが大量に出ているときにはテストステロンはぐっと下がります。前にも触れた通り、生命の危険が迫っているときは「子孫を残す」テストステロンよりも、「自分自身の命を守る」ために体を緊張させて臨戦態勢にするストレスホルモンが優先されるからです。慢性的にストレスホルモンが上がっているうつ病でも、テストステロンは低い傾向にあります。

組織のリーダーの場合は、周囲が自分を評価してくれなかったり、自分のパフォーマンスに満足できない期間が長引いてしまったりしたときにテストステロンは下がります。会社を定年退職し、毎日の仕事と目標を失うことでテストステロンが下がる人も少なくありません。

では、よくあるケースをいくつか挙げてみましょう。

●こんなときにＬＯＨ症候群になりやすい

１、長時間の労働

まずは仕事の時間が長いことです。ストレスが少ない仕事であっても、単純に仕事時間が長いだけでＬＯＨ症候群になりがちです。私が見る限り、在宅勤務で単身赴任というパターンが最も危険性が高いといえます。オンとオフの区別がなくなって、いつまでもだらだらと仕事を続けてしまいやすくなります。

また、会社勤務で単身赴任の人は早く家に帰りたいという気持ちになりにくいせいか、会社で過ごす時間が長くなりがちです。家族と話す時間もなく、ストレスもたまりやすくなっています。そこで「仕事時間は９時〜18時などと決めて延長しない」ことが予防になります。

18時以降は運動、趣味、お酒など楽しい時間を持つようにしましょう。特にデザイナーのように新しいものを生み出す仕事をしている場合は、40歳ぐらいにアイデアが枯渇する壁があるようです。創造性が弱った場合は、いったん仕事から離れることがアイデアを拡げてくれる可能性があります。

仕事の時間が長くなる結果、睡眠時間が削られることも少なくありません。睡眠時間については、郊外に家を買った人など通勤時間が長いため睡眠が十分に取れない方も多いようです。しかしこれはコロナ禍によるテレワーク（在宅勤務）の導入で状況が変わるかもしれません。なお、電車での通勤中に眠って睡眠時間を補うのは効率的かもしれませんが、夜間の睡眠（メジャースリープ）が浅くなってＬＯＨ症候群になることもあるので注意してください。特に夕方以降、帰りの電車で寝るのは良くありません。

2、仕事内容が変わった

次に多いのが仕事内容の変化です。よくあるのは、これまで現場でバリバリ働いて契約をたくさん取ってきたような人が、上層部に評価されて管理部門に移るような場合です。40歳以上で仕事の内容が変わる場合は要注意です。私の患者さんでも、極めて優秀な営業マンだったのに本社の管理部門に移って半年でＬＯＨ症候群になってしまった方がいました。

同じ会社でも現場と管理部門では「獲物」が違ってきますし、そもそも管理部門では他人（部下）に獲物を取らせないといけません。名選手は必ずしも名監督になれないといわれるように、同じ仕事であっても自分一人でやるのとグループで成果を出すことは違います。これまでは単独で「狩猟」に行っていたのに、仲間を率いていかなければいけません。

ポイントはまず、仲間や部下との絆《きずな》をつくることです。また、後述する「マインドフルネス」や「運動」を習慣にすると、テストステロンを高めながら新しい環境になじんでいくことができます。

3、リタイア

仕事を辞めたことがきっかけでＬＯＨ症候群になる方もたくさんいらっしゃいます。

現役で働いているときは、「リタイアしたら、まずこれをしよう、あそこに行こう」と楽しそうなプランが次々とわいてきます。それで退職後しばらくは忙しく充実した毎日を過ごすのですが、半年も経つと予定していた「Ｔｏ Ｄｏリスト」もあらかたチェックされ、張り切って始めたことにも熱意が冷めてくるものです。

第１章でも触れたようにテストステロンは「社会性のホルモン」なので、自分を評価する人がいなくなると、ストレスも減る代わりにテストステロンも減ってしまいます。

退職後の男性に必要なものはコミュニティです。ゴルフ仲間、釣り仲間などの「仲間」です。退職後の仲間づくりは、そのときになってあわてて始めてもなかなかうまくいきません。少なくとも退職の5年前には、意識して地域や趣味のコミュニティに参加していく必要があります。

退職したら、現役のときは忙しくてできなかった新しい趣味を始めようと思っている方もいらっしゃるでしょう。その場合もコミュニティがしっかりしていることが大事です。生まれ育った地元で暮らしていれば大なり小なりコミュニティに参加しているものですが、進学や就職で地元を離れて大都会で暮らしている方は強く意識しておきましょう。

●テストステロンを上げてくれる食材

生活習慣病を防ぐには食事、運動、睡眠が基本です。症状が軽ければ、薬に頼らなくても生活習慣の改善だけで血糖値や血圧が良くなることはご存じでしょう。テストステロンを上げ、ＬＯＨ症候群を防ぎたいときも基本は同じこと。食事や運動によって、テストステロンの分泌を増やすことができます。

まずは食事から、「テストステロンを上げる食材」を紹介しましょう。

基本はたんぱく質をしっかりとり、糖質もある程度とることです。たんぱく質といえば肉ですが、中でもカルニチンの多い羊肉はテストステロンを増やす効果が高くなっています。動物実験から、たんぱく質とニンニクを一緒にとるとテストステロンが増えやすいことが確認されています。

スイカや冬瓜《とうがん》などウリ類に多いシトルリンはＮＯ（一酸化窒素）をつくって血管を拡張させる作用があり、勃起《ぼっき》力とテストステロンを高めてくれます。また、タマネギに含まれるケルセチンにはテストステロンの排出を抑える作用があります。

テストステロンを上げる食材はまだまだありますが、手に入りやすい代表的なものをいくつか挙げておきましょう。これらの食材には「ビタミンＤや亜鉛が多い」「テストステロンの代謝・分解を抑える作用がある」「テストステロンに似た作用のホルモン成分がある」といった特徴があります。

【畜産食品・乳製品】牛肉、馬肉、卵、ヨーグルト
【魚介類】マグロ、サケ、牡蠣《かき》、アサリ、はまぐり
【野菜】ニンニク、ブロッコリー、ホウレンソウ、かぼちゃ、セロリ、セリ、タマネギ、アボカド
【キノコ類】マッシュルーム、トリュフ

【果物】バナナ、パイナップル、ザクロ
【その他】ナッツ、唐辛子、ごま油、オリーブオイル、はちみつ

見てわかる通り、馬肉とトリュフ以外は近所のスーパーで手に入るような、身近な食材ばかりです。これらを上手に使って料理を作れば、テストステロンを高い値で維持する、あるいは下降から上昇に転じさせることも可能なのです。このリストを見るとまず浮かぶのが中華料理です。

本格的な中華料理店に行くと、最初にナッツが出てきます。酢豚や青椒肉絲《チンジャオロースー》などは、タマネギやニンニクだけでなく、ナッツやパイナップルまでが効果的に使われていて、まるでテストステロンを意識したかのような組み合わせが完成しているのです。

ブロッコリーもテストステロンを高める食材として有効です。ブロッコリーに限らず、キャベツ、小松菜、大根の葉、芽キャベツ、カリフラワー、かぶ、わさびなど「アブラナ科」の野菜に含まれるイソチオシアネートという辛み成分には、がん細胞をアポトーシス(自殺)に追い込む働きがあり、がん予防の面でも有効です。ちなみに、男女とも妊活力をアップすることで知られているアンデス原産のマカも、アブラナ科の植物です。実は海

外から輸入したものよりも国産のマカは栄養価が高く「ベジマカ」ブランドで野菜やふりかけなどの食品で活用されています。セロリ、セリなどの「セリ科」の野菜には炎症を抑える作用があり、前立腺《ぜんりつせん》がんの予防に役立ちます。特に男性は意識して食べたい食材です。

ニンニクやタマネギのような「においの強い野菜」もテストステロンを高めるという意味では非常に効果的です。これらの食材が精進料理では使われない理由は、もしかしたらテストステロンを高めて「男性力」を強化することを避ける意図があるのかもしれません。

一方テストステロンの分泌を阻害するもの、それは糖質制限です。

テストステロンを作るには、糖質とコレステロールが不可欠です。最近はダイエットのため糖質を徹底的にカットする人が増えていますが、これはテストステロンを低下させるだけでなく、腸内環境も悪くしてしまいます。ロカボといわれる糖質制限を行うと、苦労なく急激に体重が減ります。お腹のポッコリがなくなるので多くの人が喜びますが、実は見た目には痩《や》せますが、筋肉量が減っていくことがわかってきました。

というのも、テストステロンは糖質を摂らないと上がらないからです。最近は糖質制限を推奨する医師も注意して、糖質過多にならない適切な糖質制限ということを強調しています。カロリー過多が続くと中性脂肪が増えて内臓脂肪が増えてしまい脂肪肝になります。

内臓脂肪が増えるとテストステロンは下がってしまいます。糖質は必要、ただし筋肉をしっかり使ってカロリー過多にしないことが大切です。

●テストステロンと腸内細菌

われわれの大腸には非常に多くの種類の細菌が共生していることがわかっています。この腸内細菌は免疫力や、ホルモン環境、アレルギーを左右していることが近年解明されてきました。若く、健康な人では腸内細菌の多様性が高く、高齢者や病気がある人の腸内細菌の種類は減ってしまいます。この腸内細菌はテストステロンとも関連があることが、私たちが慶應義塾大学先端生命科学研究所と合同で行った研究から見えてきました。

この研究では前立腺がんの治療として男性ホルモンをブロックした人の大腸を見ると、腸内フローラを構成する細菌の種類が変わり、多様性が失われることがわかりました。

また動物実験として、生まれつき無菌状態で飼育し、腸内細菌を作らないオスのネズミを作ったところ、精巣は正常に機能しているのにテストステロンを分泌できず、テストステロンの分泌がオスとメスとで変わらなくなってしまいました。このことから、テストステロンの分泌には腸内細菌が不可欠であり、腸内細菌をよくする食材はテストステロンを高めることがわかります。

よい腸内細菌を持つためには、さまざまな食材を摂ることです。洋食に比べて和食は品数が多いのが特徴です。特に日本には納豆、味噌《みそ》、ぬか漬けなどの伝統的な発酵食品があります。大麦は腸内細菌に栄養を与える重要な食材です。「もち麦」ごはんは、かつての麦飯のにおいとぱさぱさ感がなくなり、美味《おい》しくなっています。最近は大麦パンも手に入るようになってきました。ワカメ、昆布などの海草は日本人と韓国人しかうまく消化できません。最近海草を食べていない方はぜひ食卓のメニューに加えてください。

東京・神楽坂《かぐらざか》にある懐石レストラン「ななかぐら」のオーナーシェフ、内田《うちだ》奈々《なな》さんに、これらの食材を使ったメニューができないか相談したところ、「テストステロンメニュー」を考案してくれました（図４－１）。

朝食として「野菜のスムージー」「マグロ（またはサーモン）のポキ」「ブロッコリーとマッシュルームのマリネ」「セリの味噌汁」の四品。

昼食として「コブサラダ」「牡蠣とスモークサーモンのペペロンチーノ」「焼きバナナ」の三品。

夕食として「マッシュルームとトリュフのサラダ」「サケのディップ・野菜添え」「牡蠣

図4-1　テストステロンメニュー

朝食編

①野菜のスムージー
ヨーグルト、ホウレンソウ、バナナ、パイナップル、セロリ

②マグロ（またはサーモン）のポキ
マグロ（サーモン）、ナッツ、卵、ナッツ、唐辛子、ごま油

③ブロッコリーとマッシュルームのマリネ
ブロッコリー、マッシュルーム、ニンニク、
オリーブオイル、アンチョビ

④セリの味噌汁
セリ、味噌、出汁

昼食編

①コブサラダ
◆ドレッシング：ヨーグルト、ナッツ、オリーブオイル、
パイナップル、塩、こしょう
◆グリーンサラダ：セロリ、ホウレンソウ、ブロッコリー
◆トッピング：牛肉、マグロ、ゆで卵、マッシュルーム、
かぼちゃ、トマト

②牡蠣とスモークサーモンのペペロンチーノ
牡蠣、サーモン、セリ、唐辛子、オリーブオイル、パスタ、
塩、にんにく

③焼きバナナ
バナナ、ナッツ、グラニュー糖

夕食編

①マッシュルームとトリュフのサラダ
マッシュルーム、トリュフ、塩、こしょう、オリーブオイル、
くるみ

②サケのディップ・野菜添え
サケ、ヨーグルト、ブロッコリー、生クリーム、塩、こしょう

③牡蠣の洋風茶碗蒸し
牡蠣、卵、かぼちゃ、セリ、ベーコン、牛乳

④牛肉とセロリの中華炒め
牛肉、セロリ、ニンニク、ごま油、唐辛子、生姜

図4-2　運動は高齢者のテストステロン産生を増加する

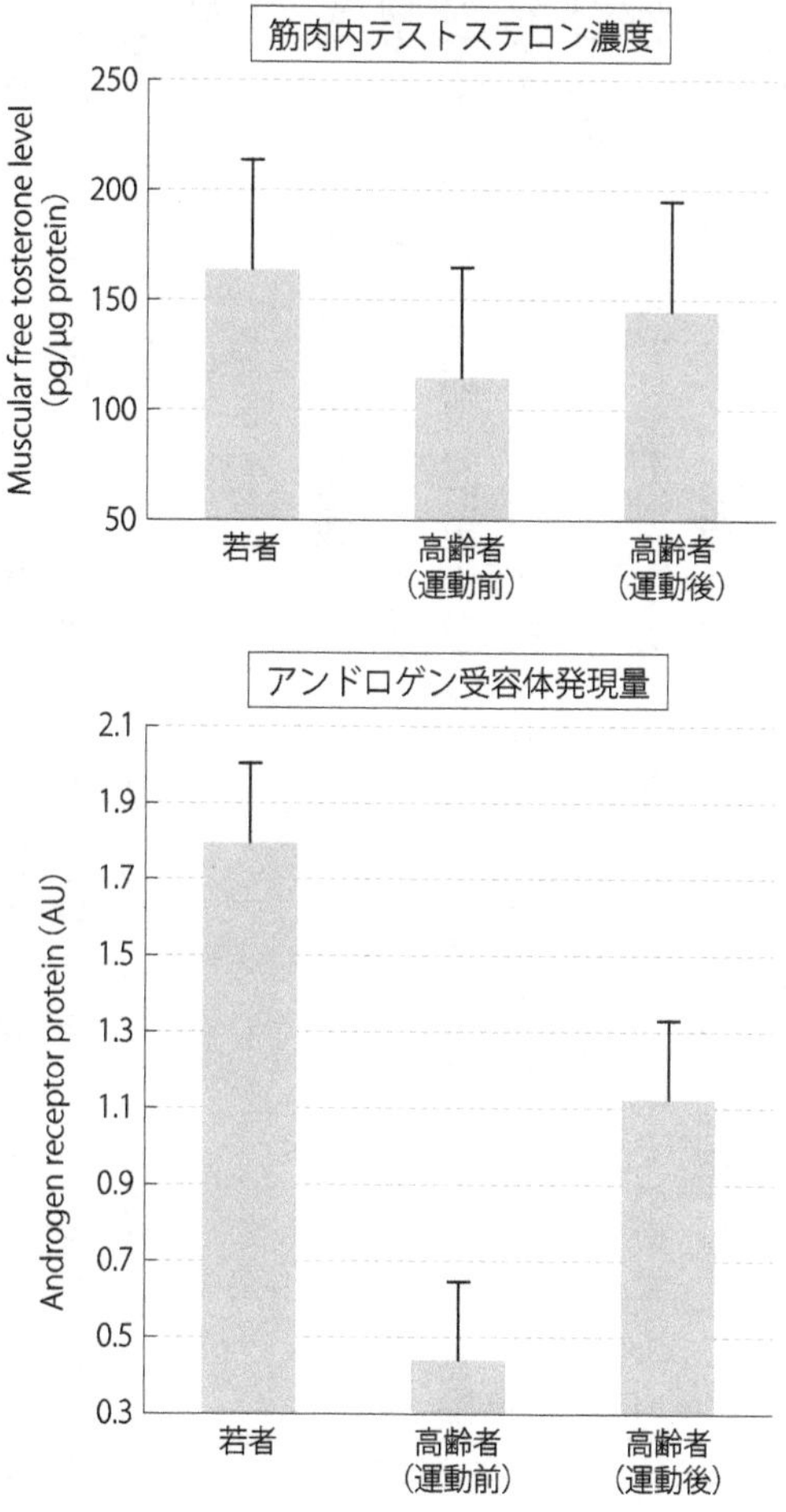

FASEB J. 28, 1891-1897 (2014)

の洋風茶碗《ちゃわん》蒸し」「牛肉とセロリの中華炒め」の四品です。驚くことに、これらの料理はすべてテストステロンを高める食材のみで構成されていて、それでいてどれも料理として無理がない、つまり美味しそうなメニューばかりなのです。ぜひ、参考にしていただきたいと思います。

●テストステロンを上げてくれる運動

運動をして筋肉を使うことによってテストステロンが上がります。図4－2は筑波大学の研究ですが、若者と高齢者の筋肉中のテストステロン濃度を調べています。高齢者の筋肉中のテストステロン濃度は低いですが、それでも一定期間運動をすると上昇することがわかっています。

重要なのはテストステロンを細胞で受け取る受容体（レセプター）の数です。いくらテストステロンが高くても、この受容体がないとテストステロンは細胞に働くことができません。運動する前の高齢者の受容体数は若者より圧倒的に少ないのですが、運動することで増加します。詳しいメカニズムはわかりませんが、どうやらテストステロンの高さと受容体の数には比例関係があり、テストステロンが上がると受容体も増えるようです。

運動は大きく2種類に分けられます。心拍数を上げて酸素をたくさん取り込む運動（有酸素運動）と、筋肉に負荷をかけて筋力をアップする運動（レジスタンス運動）です。有酸素運動をしているときはテストステロンが上がり、ストレスホルモンのコーチゾールが下がります。全速力の50％くらいのジョギングでは、40分程度行うとテストステロンを上げてコーチゾールを下げる効果が高いという報告があります。

筋トレのようなレジスタンス運動は、運動中にはテストステロンは変化しませんが、トレーニングによって筋肉量が増えるとテストステロンも高くなります。

●注目のトレーニング法「ＨＩＩＴ」とは

最近のフィットネスの世界では、高強度インターバルトレーニング（High-Intensity Interval Training＝ＨＩＩＴ）というトレーニング法が注目されています。高強度・短時間の運動（無酸素運動）を繰り返すことで、レジスタンス運動と有酸素運動の両方を同時に行うというものです。古くは立命館大学の田畑泉《たばたいずみ》教授がオリンピック選手のために開発したことから、海外ではＴＡＢＡＴＡとも呼ばれています。

ウォーミングアップを行った後、3～10セットの高強度の運動を、短時間の休息を挟み、最後にクーリングダウンするのが基本です。1セットの運動時間は30秒〜1分程度なので、間の休憩（インターバル）を入れても通常10分以内で終わります。高強度の運動とは、その人の最大酸素摂取量に近いレベルです。つまり非常にきつい運動なのですが、レジスタンス運動と有酸素運動の両方の効果があるうえ、わずか数分間で終わるので忙しい現代人にはとても効率がいいトレーニング法といえるでしょう。

HIITには運動能力を向上させ、糖の代謝を改善し、体脂肪を燃焼させるというエビデンスがいくつもあります。運動習慣がない肥満の20〜30代の男性に、最大酸素摂取量の75〜85％になるランニングを4分間、間に休憩を入れながら4回繰り返すトライアルを行わせたところ、血液中のテストステロンが上がり、ストレスホルモンであるコーチゾールが下がる効果も得られました。

HIITは特別な器具もいらず、ジムなどに行く必要もありません。いろいろなプログラムが考えられていますが、手っ取り早いのはジョギング、自転車、水泳など有酸素運動をベースにする方法でしょう。たとえば、最初に普段通りのペースで2分行ってから、全力で20秒。これを3回繰り返します。全力疾走はつらいですが、20秒なら耐えられそうな気がしませんか？　全力疾走は1分、トータルでも7分で終わります。

ジョギングや自転車を使うものでは「10－20－30ＨＩＩＴ」という方法もあります。まずウォーミングアップに30秒、中程度の強度で20秒、最後に全力で10秒。これを1セットとして5回ほど繰り返します。1セットが1分なので5セットやっても5分しかかかりません。この方法でも心肺機能がアップすることが確かめられています。

●運動のやりすぎは逆効果に

ここまで紹介したように、運動が健康に良いことを疑う人はいないでしょう。しかし、「どうして運動することが心とからだに良い影響を与えるのか」は実はまだよくわかっていません。

国立障害者リハビリテーションセンター研究所の澤田《さわだ》泰宏《やすひろ》博士は、ネズミをランニングさせると脳と頭蓋《ずがい》骨の隙間にあるねばねばした液体（脳脊髄《せきずい》液）が流れて、物理的に脳を刺激することで、セロトニン（脳内ホルモン）の受容体の一つである$5\text{-}HT_2$受容体が働かなくなることを発見しました。$5\text{-}HT_2$受容体はうつ病や自殺する人で強く働いている受容体なので、「ランニングはうつ病によい」ことがわかります。

適度な運動量というのは人によって異なりますが、終了後に快い筋肉のはりを感じ、よく眠れて、翌日に疲労がない強度の運動が良いと思います。

何事も過ぎたるはなお及ばざるがごとし。健康に良いはずの運動もやりすぎは逆効果になります。ケガをしやすくなるといったことだけではなく、過度な運動はテストステロンの分泌も下げてしまうのです。

長距離ランナーは走り込みをしますが、陸上部の大学生でも走りすぎによってテストステロンが下がることがわかっています。テストステロンが低下するとますますケガをしやすくなり、練習や試合でのモチベーションも低下してしまいます。

運動を通じて心身のパフォーマンスが向上する状態をつくり上げることを「コンディショニング」と呼びますが、テストステロンが下がる運動はむしろ逆効果です。神奈川歯科大学の奥井《おくい》伸雄《のぶお》教授が市民ランナーを対象に行った研究によると、月間200㎞以上ランニングするとテストステロンが低くなり、ケガや病気、マラソンレース中の心停止などの危険性が増すといいます。過度な運動によってテストステロンが下がると「骨折や捻挫《ねんざ》などケガをしやすい」「筋力がアップしない」「意欲が低下する」「夜眠れない」などの症状が現れます。

プロのアスリートならともかく、私たち一般人の運動は楽しみのため、または良いコンディションを得るためでしょう。エクササイズをしても「朝立ち」がない、という状態であればテストステロンを測ってみることをお勧めします。テストステロンが上がるエクササイズができているか、定期的なＨＰテスティング®が必要です。

●マインドフルネス――ありのまま受け入れる

最近、マインドフルネスという言葉をよく耳にするようになりました。これは「今この瞬間を大切にする生き方」を目指す脳のトレーニングです。米国のジョン・カバットジン(Jon Kabat-Zinn) がチベット仏教の瞑想《めいそう》法を医療分野に取り入れ、慢性の痛みとの共存を目的としたプログラム「マインドフルネス・ストレス低減法」を開発しました。その骨子は、判断をしないことと、「今この瞬間」に意識を向けることにあります。

私たちは普段、身の周りの出来事などに対して自動的に反応したり、過去や未来のことを考えたりして、多くの注意力を浪費しています。「今この瞬間」に意識を向けることで、外部の出来事に気を取られなくなるため心が穏やかになり、洞察力が高まるというわけです。また、浪費していた注意力を集めて利用することにより、以前なら不安や恐怖に襲われていた状況においても、より冷静に対処できるようになると考えられています。

危険、恐怖、怒り、不安などネガティブな感情にさらされると脳の扁桃体《へんとう》という部分が活発に働き、感情に基づいて判断をするよう大脳皮質に働きかけます。

いわゆる「カッとして、失敗した」というときは扁桃体に行動が支配され、冷静な判断、一拍置いた判断ができなくなってしまっているときです。そこで自分の今の状態がどのようなものであっても、評価や判断を一切せず、完全に受け入れる気持ちでその状態をありのままに観察します。

私たちは普段、自分の状態や出来事を「良い・悪い」または「好き・嫌い」などの判断に基づいて評価しがちです。この結果、客観的な視点を持つことが難しくなり、不安や偏見などの感情にかられて機械的に反応してしまうことも少なくありません。マインドフルネスでは、自分の今の状態を判断や評価することなく、ありのまま自然に受け入れることを説きます。すると出来事や自分の状態を客観的にはっきりと見ることができるようになり、適切に対応できるようになると考えられています。

一般にLOH症候群では「冷静な心」が失われています。過去の悔恨と未来の不安ばかり気になり、「今、生きている」という実感が希薄になります。過去と未来の間で「今」がつぶされているのです。これはテストステロンが減って、脳の扁桃体が暴走しているためとも考えられます。

無邪気な子どもと違って、ある年齢以上になった人間は、誰しも誇り、価値観、矜持《きょうじ》といった「自分の在り方」を持っています。他人にこの自分らしさを傷つけられたり破壊されたりすると、扁桃体に大きな傷が生じ、暴れだします。感情のコントロールが困難になり、社会で活動するのが難しくなってしまいます。

テストステロンにはこの暴れている扁桃体を鎮める力があるのですが、マインドフルネスもゆっくり扁桃体を鍛える方法です。

私自身、毎日の生活の中にマインドフルネスを取り入れています。具体的な方法は、書籍や動画、セミナーなどで知ることができます。イメージとしては坐禅《ざぜん》を思い描いても遠くありませんが、現代人は椅子に座って行うほうが楽でしょう。ポイントは毎日決まった時間に短時間でも続けることです。朝、家を出る前に５分間マインドフルネスを行うだけでも１日の過ごし方が変わることが実感できます。

マインドフルネスを続けると、テストステロンが上昇します。朗らかになり、ストレスに負けない脳になります。テストステロンと同時にオキシトシンというホルモンも上昇します。

オキシトシンは、扁桃体で不安やストレスを軽減し、愛着や母性的行動を高め、条件反射的な忌避反応を低減させるように働く、つまり他人に対する警戒心を抑え、相手を信頼するように働くホルモンです。お母さんが授乳するときに盛んに分泌されることでも知られています。

オキシトシンは他者とつながりを持ち、さらにドーパミンというやる気を出すホルモンやセロトニンという不安をやわらげ満足感を得るホルモンの分泌を助けます。その結果、首、腰の痛み、集中力の欠如、疎外感といった心身の不調を取り除くことができます。

仕事や趣味で達成感を得るとテストステロンが分泌されますが、そのプロセスに時間をかけるほど、テストステロンとともにオキシトシンも出てくることが知られています。これは獲得した獲物を家族や仲間と分かち合いたいという気持ちの表れと考えられます。

音楽では、スローなテンポの音楽を聞くとオキシトシンの分泌が高まります。一方で早いテンポの音楽は、コーチゾールを下げて仕事のストレスを減らす効用があります。オキシトシンは免疫力を上げ、炎症を抑える働きもあります。加齢とともに減少していく傾向があり、オキシトシンが慢性的に少なくなると筋肉が減り、肥満や糖尿病になりがちです。

オキシトシンは自分の周囲との絆を育《はぐく》むホルモンですが、テストステロンと協調して素晴らしいコンディションをつくるのです。

●テロメアをキープして幸福になろう

さらに「オキシトシンは寿命にも関係する」と言ったら驚くでしょうか？

私たちのＤＮＡは1番から22番の対になった染色体とＸ染色体とＹ染色体の組み合わせ、（女性はＸが2本、男性はＸとＹが1本ずつ）計46本の染色体に含まれています。それぞれの染色体の端にはテロメアと呼ばれる部分があります。（図4－3）

生き物の種類にかかわらず、テロメアは細胞が分裂する度に短くなっていきます。私たち人間でも精子と卵子が受精して一つの細胞になった瞬間が最もテロメアが長く、加齢とともに短くなっていきます（図4－4）。落語の「死神」に出てくる「命のろうそく」のようなものですね。このテロメアを伸ばす酵素（テロメラーゼ）を発見したカリフォルニア大学のエリザベス・ブラックバーン教授は2009年にノーベル医学生理学賞を受賞しました。

ちなみに男性と女性では、男性のほうが早くテロメアが短くなります。男性の60歳時点のテロメアの長さは女性の72歳時点のものと概《おおむ》ね同じであり、このことも女性のほうが長寿である原因の一つと考えられています。また見た目が若い人は、同じ年齢でもテロメアが長いことがわかっています。さらにテロメアを長くすると老化した細胞の若返りが起こることも報告されています。

タバコは寿命を縮めるといわれますが、実際テロメアは喫煙習慣によって早く短くなることがわかっています。また悲しいことや強いストレスでも早く短くなることをブラックバーン教授の共同研究者であるエリッサ・エペル博士が見つけました。

特筆すべきことに、テストステロンは、テロメアが短くなるのを防ぐことがわかっています。ということは、テストステロンは老化を防ぐ効果があるといえるのです。また、ヒトの絆に関わるホルモンであるオキシトシンにもテロメアの長さを保つ傾向があります。テロメアの長さは寿命だけでなく、臓器の機能や免疫力にもかかわってきます。がんの治療を受ける方でも、意識的にテロメアを長く保つようにストレスマネジメントを受け、食事や運動をすることでがんの治療の効果が高まることを米国のビル・クリントン元大統領の主治医だったディーン・オーニッシュ博士が発見しています。

四半世紀ほど前に、がんについて有名な研究が報告されています。転移があって抗がん剤治療を受けている患者さんが、週1回ずつ集まって会話を交わすと、ただ家と病院を往

図4-3　テロメア

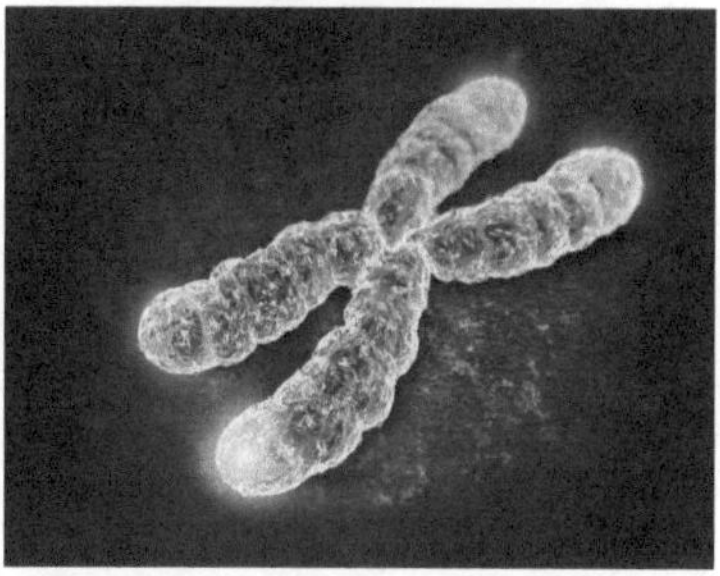

- 真核生物の染色体の両末端部にある構造
- 特徴的なDNA配列（TTAGGG）を繰り返し、遺伝子情報を保つDNAを保護し、染色体の安定化および細胞の寿命と関係する
- 1930年代に発見され、ギリシア語の「telos＝末端」と「meros＝部分」が由来

Stanford University School of Medicine

図4-4　年齢と白血球のテロメア長の変化

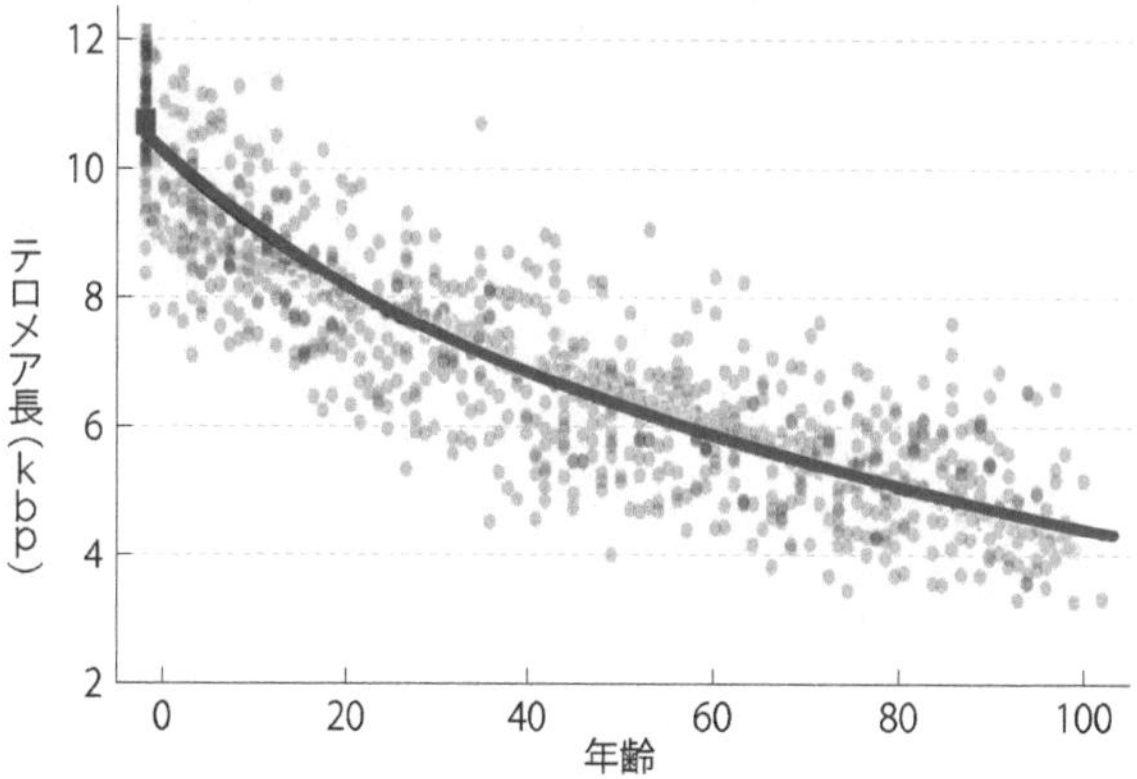

Reconstructing the in vivo dynamics of hematopoietic stem cells from telomere length distributions eLife 2015;4:e08687 doi:10.7554/eLife.08687

復するよりも倍も長生きするのです。絆を持ち、自分のストレスを他人とシェアしながら軽減していくと、テロメアが減りにくいことがわかったのです。

職場の環境は常に快適なものとは限りません。しかし努めて心を平らにしながら、過去を悔いたり、未来を過剰に心配したりするのでなく、マインドフルネスにより今という瞬間にひたすら集中することで、心とからだの健康がはかれることでしょう。

●ヨガでテストステロンを上げる

相変わらずヨガのブームが続いています。マインドフルネス、有酸素運動、レジスタンス運動。ヨガにはそのすべての要素が詰まっています。ヨガは優れたストレス解消法でもあるので、いわゆる健康経営（従業員の就業環境に配慮した経営）を行っている会社では、ランチタイムにヨガセッションを提供しているところも増えています。

ヨガには、ポーズ、呼吸、瞑想という3つの要素があります。

独特のポーズを取ることで全身の筋肉の強化とストレッチを同時に行い、筋肉は緊張とリラックスを繰り返します。深く穏やかな呼吸を意識することで心を落ち着かせ、メンタルをよりリラックスさせます。またヨガのポーズを取っていると、感覚や思考、感情に対する気づきが生じることが多いようです。気づきによって心を今という瞬間に戻すというのは、まさにマインドフルネスです。

精神的ストレスや身体的緊張が緩和されることで、考える力や記憶力が向上し、よりシャープで、まとまった思考ができるようになります。さらに副交感神経が活発化し、ストレスホルモンであるコーチゾール値が下がります。コーチゾールが下がると、不快な感情を抑えるために食べ物に手を伸ばすことが減り、過食をしなくなります。また不安な感情に、より効果的に対処できるようになります。

テストステロンも上がります。中でも「コブラのポーズ」はテストステロンを上げる効果が高いといわれています。

ハーバード大学のエイミー・カディー教授は、胸を大きく開く姿勢を2分間続けるとテストステロンが上がり、胸を閉じる猫背の姿勢はコーチゾールが上がることを報告しています。「コブラのポーズ」も大きく胸を開きます。からだの姿勢や筋肉の使い方が、ホルモン分泌に関係するのは興味深いところです。実際、獲物を狙うライオンも、肩甲骨を引いた姿勢で近寄りますね。これから大きな舞台に立つというときは、肩甲骨を引いて胸を張る姿勢を取ってみましょう。

ヨガをやると、からだのエネルギーの中枢（チャクラ）が覚醒《かくせい》するともいわれています。定期的にヨガを行っている人は、心拍数が低く、からだがストレスにより柔軟に対応できるようになります。またヨガをやった後は脳のガンマアミノ酪酸（GABA）の値が高くなるので、ぐっすり眠れるようになります。さらに幸福ホルモンであるセロトニンの値も高くなり、ハッピーになります。長いことヨガをやっている人は充足感にかかわる脳のエリアが広くなり、幸福度の高い人生を送ることができるといわれています。

●仲間に評価されて元気が出る

私たちは以前、沖縄の高齢者の唾液フリーテストステロン濃度をHPテスティング®で測定したことがあります。HPが高い高齢者は、自立し、生活の質が高く、さらに「社会活動度が高い」ことがわかりました。

テストステロンは「社会性のホルモン」です。他人から評価され、ほめられることでテストステロンは上がります。私はテストステロンを「鼻の下が伸びたときに出るホルモン」だと思っています。ほめられる、好かれる、尊敬される、競争に勝つ、新たなものを発見する、といったことでテストステロンはぐっと増えます。スポーツ観戦など自分が参加していなくても、応援していたチームが勝つと上がります。みんなのテストステロンが高い職場は、みんながハツラツとした職場でしょう。

他人から認められる、感謝されることは社会活動における満足度や幸福度にもつながります。女性が男性を評価する言葉には「カッコいい」「優しい」「頼もしい」「カワイイ」などがありますね。男同士の評価では、「あいつ、すげえ！」が最高のほめ言葉です。面と向かって「お前、すごいよな」といわれるよりも、誰かが「あいつ、すげえ！」と言っていた、と人づてに耳に入るときにニンマリする男性は多いでしょう。これがまさにテストステロンが出る瞬間です。他人に認められることが大切なのです。

お互いがポジティブに評価できる場としては、地域コミュニティの活動や趣味の活動があります。

利益を追求する企業のように、集団の目的のために活動する場合は、成功に対して評価されることもある反面、失敗を叱責《しっせき》されることもあるでしょう。そこへいくと地域コミュニティや趣味の活動は「楽しみ」として行うことが基本なので、お互いをほめあったり、感謝し合ったりすることが多いと思います。

オフの日には積極的にゴルフ、野球、サッカー、テニスのようなアクティビティ、ボランティア活動、趣味の教室に参加しましょう。お互いに争うこともなく、ストレスの少ない人間関係の中でテストステロンを増やすことが、オンの日のストレスに対抗できる強いからだをつくってくれます。

趣味の世界では定期的に展覧会や発表会があります。目標に向かって競い合い、そして評価し合うことがテストステロンを高め、オキシトシンも高めて仲間の絆となります。

わかりやすい競技はゴルフでしょう。個人競技ながら4人で交代にボールを打っていきます。良いショットはほめ、失敗したショットには触れないのが暗黙のルールです。18ホールというゲームシーンをそれぞれがクリアしながら競争もするわけで、テストステロンを上げるのに最適なスポーツかもしれません。ゴルフが中高年男性に長く支持されるのも、競技自体の面白さに加えて、テストステロンを上げることができるためだと思います。

●職場のプレゼンティズムとアブセンティズム

プレゼンティズムとは、会社に出勤していながらも、心身の不調が原因で仕事のパフォーマンスが低下している状態のことです。

人によってプレゼンティズムの原因は異なります。首や腰の痛み、二日酔い、寝不足、風邪による発熱、花粉症による鼻づまり、悩み事などがよくある原因です。プレゼンティズムはケアレスミスの増加をはじめ、作業効率や集中力の低下、また判断力の低下を引き起こします。つまり体調が悪いとき無理に業務を行うことで、結果的に生産性が落ちている状態を指します。

プレゼンティズムと対になっている概念に、アブセンティズムがあります。これは心身の不調によって遅刻、早退、欠勤をして、職場を離れてしまう状態を指します。日本においては、精神的な原因によるアブセンティズムが64・6％となっています。アブセンティズムでは個人が業務にたずさわること自体が減少するため、結果的に組織の生産性や業務効率が落ちる要因になります。特に長期にわたる欠勤（休職）は、産業衛生上、大きな問題となっています。

プレゼンティズムはうつ状態になりやすく、将来うつ病によるアブセンティズムの危険性が高くなることがわかっています。

ストレスにさらされると頭痛、首の痛み、胃の痛み、慢性的な腰痛などが起きやすく、プレゼンティズムを招きます。これらの症状はうつ病につながりやすいことが知られています。米国の研究では、特に40～50代にうつ病が多いといわれます。仕事の生産性が低くなると、そのこと自体がストレスとなって幸福感が減ります。

また、休職しているアブセンティズムよりも一応出勤して仕事をしているプレゼンティズムのほうが企業側の損失が大きくなることが認識されつつあります。東京大学が国内の企業を対象に行った研究によると、健康関連コストのうちプレゼンティズムが実に80％近くを占め、アブセンティズムは４％に過ぎませんでした（図４－５）。

健康リスクと労働生産性の関係について行われた研究では、健康リスクの数が増えるほどプレゼンティズムが顕著に増加することがわかりました（図４－６）。生活習慣リスク（喫煙、運動不足など）および心理的リスク全般の項目で「リスクあり」となっている人たちは明らかにプレゼンティズムの割合が高くなっていました。

職場においてはプレゼンティズムの改善が将来のアブセンティズムを予防します。よくいわれるように、フランスやスペインなど欧州でもラテン系の国は有給休暇を完全に消化する社員が多いそうです。同調圧力の強い日本の企業では、なかなか有給休暇を取りにくい空気がありますが、最近は有給休暇の消化が推奨されるようになってきました。

仕事の生産性を向上させる対策として「健康経営」という考え方があります。「企業が従業員の健康に配慮することによって経営面においても大きな成果が期待できる」という

図4-5　健康関連コストの内訳

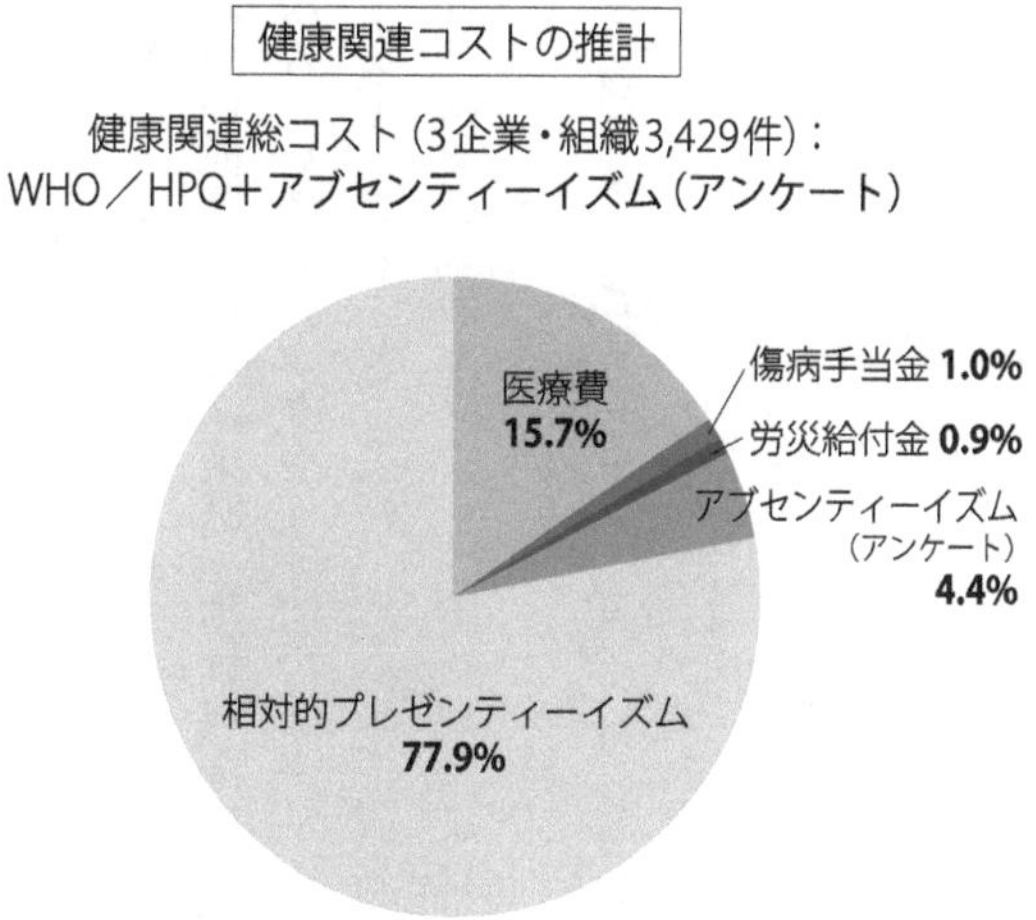

(N=3429)	平均（円）	割合（%）
2014年度医療費	113,928	15.7
労災給付金	6,870	0.9
傷病手当金支給額	7,328	1.0
アブセンティーイズム（アンケート）	31,778	4.4
相対的プレゼンティーイズム	564,963	77.9
計	724,868	100

注）プレゼンティーイズムは、WHO／HPQによる相対的プレゼンティーイズム（同様の仕事をしている人のパフォーマンスに対する過去4週間の自分のパフォーマンスの比）、アブセンティーイズムはアンケート回答による病欠日数を採用。

出典：データヘルス・健康経営を推進するためのコラボヘルスガイドライン 厚生労働省

考え方から、従業員の健康管理を経営的視点からとらえ、戦略的に実践することを意味しています。

企業は従業員の健康増進のため、社員食堂でヘルシーなランチを提供したり、ストレスチェックやストレスに対するセルフケアを取り入れたりしています。プレゼンティズムのリスクが高い従業員には産業医・精神科医の受診が勧められます。もっとも、現状では従業員側はストレスチェックやうつ病のスクリーニング調査にあまり協力的ではありません。雇用が不安定になることを恐れ、心身の不調を我慢して出勤することも多いようです。かけ声だけではない「健康経営」の実践が望まれます。

●コロナ禍で求められるセルフ・コンパッション

2020年に始まったコロナ禍によって、従来の9時～5時の就労形態は大きな変化を強いられています。テレワーク（在宅勤務）が増え、週1、2回しか出勤しないという会社員も珍しくありません。

かつては往復で2時間程度かかっていた通勤時間がなくなり、遠隔地との商談や会議もオンラインで行われるようになったという人も少なくありません。趣味や家族との団らん

図4-6　健康リスクと労働生産性の関連

- アメリカの先行研究によると、健康リスク数が増えるほど労働生産性（アブセンティズム・プレゼンティズム）の損失割合は上昇する。
- 特に、プレゼンティズムで顕著に労働生産性が損失することにつながっている。

健康リスク数別労働生産性損失の平均割合（n=2,264）

健康リスク項目

① 栄養バランス不良
② やせ・肥満
③ 高コレステロール
④ 運動不足
⑤ 高ストレス
⑥ 予防ケア未受診
⑦ 生活不満足
⑧ 高血圧
⑨ 喫煙
⑩ 糖尿病
⑪ 飲酒

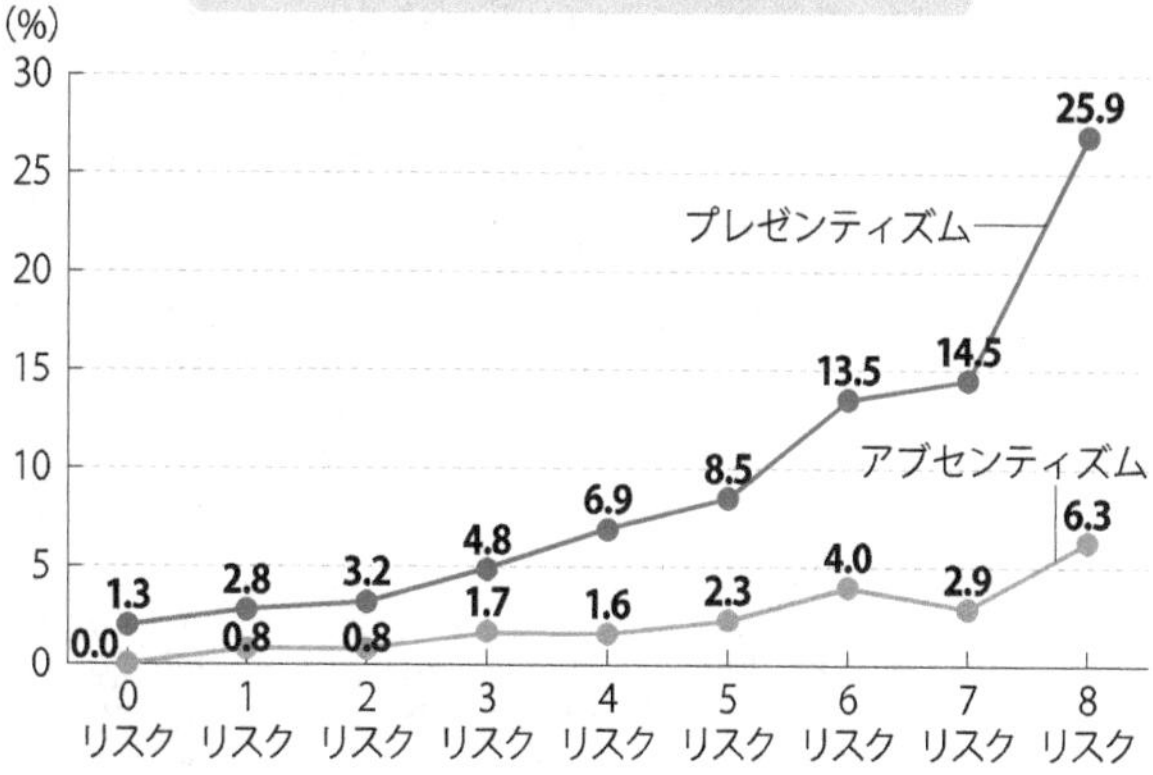

Boles, M., Pelletier, B., & Lynch, W.（2004）. The Relationship Between Health Risks and Work Productivity. JOEM, 46（7）, 737-745

に使える時間は以前より増えたでしょう。一方で、オンとオフの区別があいまいになったため、長時間労働に陥る人も多くなっています。コロナ禍においては個人の健康管理が今まで以上に重要になります。規則正しい睡眠、栄養バランスの良い食事、定期的な運動習慣、禁煙と節酒を心がけることが大切です。

このコロナ禍によって、仕事の生産性は単に労働時間の長さだけで決まるわけではないことを実感した方も多いでしょう。テレワークでは仕事にドキドキすることが少なく、やりがいが減ることがあります。偶然の出会いやアドバイス、ひらめきもオンライン会議では生まれにくいでしょう。パソコンの画面から得られる情報は少ないため、リアルな対面に比べればコミュニケーションも取りにくくなります。社員を管理するマネージャーは、テレワークにうまく適応できていない人やメンタルに不調を抱えた人を早く見つけなければいけません。これまで以上に人間関係のスキルやEQ、共感性が要求されるでしょう。

特に難しいのはオンとオフの切り替えです。移動中に自然に気持ちが切り替えられた通勤がなくなることでワーク・ライフ・バランスが乱れ、だらだらと長時間労働をしてしまいがちになります。すると仕事の満足感や幸福感も減り、燃え尽き症候群にもなりやすいのです。

ワーク・ライフ・バランスを整えるため、「セルフ・コンパッション」という概念が提唱されています。コンパッションとはもともと仏教由来の言葉で、あらゆる人の幸せを願い、あらゆる人の苦しみがなくなることを願う、偏りのない平静で落ち着いた心の状態を指します。

このような気持ちになるには、まず自分自身が安全で健康でなければなりません。そのため、①失敗したり、目標を達成できなかったときにマイナスの感情にとらわれない、②自分の失敗に対して寛容になる、③人は誰でも失敗する、自分の失敗は他人より劣っているためではないと考える、という３つの態度が必要です。

そう聞くと、単に自分を甘やかしているだけに思えるかもしれませんが、そうではありません。自分に優しく、他人と比較しない一方で、自分の仕事を冷静に分析するのです。このセルフ・コンパッションを身に付けるのに効果的な方法がマインドフルネスです。

会社を休みがちになるアブセンティズムは就業中の体調不良であるプレゼンティズムから生じやすく、テレワークはプレゼンティズムにつながりやすいことがご理解いただけたことと思います。肥満や糖尿病の人はプレゼンティズムになりやすいこともわかっています。

実はそのプレゼンティズムも、背景にテストステロンの低下があることも多いのです。テストステロンが減ると腰痛や集中力の欠如、イライラなどが起こります。ハツラツと仕事をして幸福感を得るには、いろいろな方法でテストステロンとオキシトシンを高めながら、良いワーク・ライフ・バランスを保っていくことが必要です。（表4－1）

●あなたのパートナーはLOH症候群かも？

ＬＯＨ症候群は自分ではなかなか気づかないものです。奥さんに勧められて受診してみた結果、発症していたことがわかったという男性は少なくありません。そこで奥さんなどパートナーに向けて、男性のＬＯＨ症候群の兆候の見分け方をお伝えしましょう。

ポイントは「ベルト」「夜中のトイレ」「笑わない」の3点です。

1、ベルト

まず男性のベルトの穴がずれた、すなわち体重が増えた場合はＬＯＨ症候群の可能性が高いです。ストレスが強くなるとストレスホルモンであるコーチゾールが働いて、過食傾向、特に脂肪を含む食事を好むようになります。

表4-1　テストステロンとオキシトシン

ホルモン	役割	減少すると	増やすには
テストステロン	ハツラツとした毎日 チャレンジしリスクを取る行動 社会貢献に関係する	意欲が出ない 痛みが出る うつやからだの炎症 肥満を起こす	他人に認められる ボランティア 運動 瞑想（マインドフルネス） ホルモン補充療法
オキシトシン	自分に優しい 他人に共感する 人との絆を得る ストレスに強い	カッとなる 利己的になる 自己批判する 筋肉が減る	マインドフルネス 今の瞬間に集中する スローな音楽を聴く テストステロンを上げる

海外ではフライドチキン、ハンバーガー、焼き肉などを「コンフォート・フード（慰めの食品）」と呼んでいます。「なんだか、からだが脂っこいものを欲している」というときはコーチゾールが上がって、テストステロンが下がっていることが多いのです。前にも触れた通り、テストステロンを上げる食事の基本はたんぱく質と炭水化物。肉はできるだけ脂肪の少ないもの、たとえば牛タンと麦ごはんなどがお勧めです。

2、夜中のトイレ

40歳を過ぎると男性の2人に1人は夜中にトイレに起きるようになります。膀胱《ぼうこう》の筋肉が硬くなり、キャパシティが小さくなるためです。あるいは前立腺肥大症、高血圧、糖尿病、睡眠が浅い、水分の摂りすぎ、などが原因かもしれません。夜中に2回以上行く場合は睡眠時無呼吸症候群やLOH症候群の可能性があります。

これまで睡眠中にトイレになど行かなかったのに、最近必ず夜中に起きる、というときには生活習慣病とともにテストステロンもチェックすることをお勧めします。テストステロンは朝高く、夜低くなります。日中筋肉を使うことでテストステロンが使われていくためです。使った分を睡眠中に補っているのですが、睡眠時間が少なかったり、睡眠の質が

図4-7　睡眠を取れないとテストステロンは減る

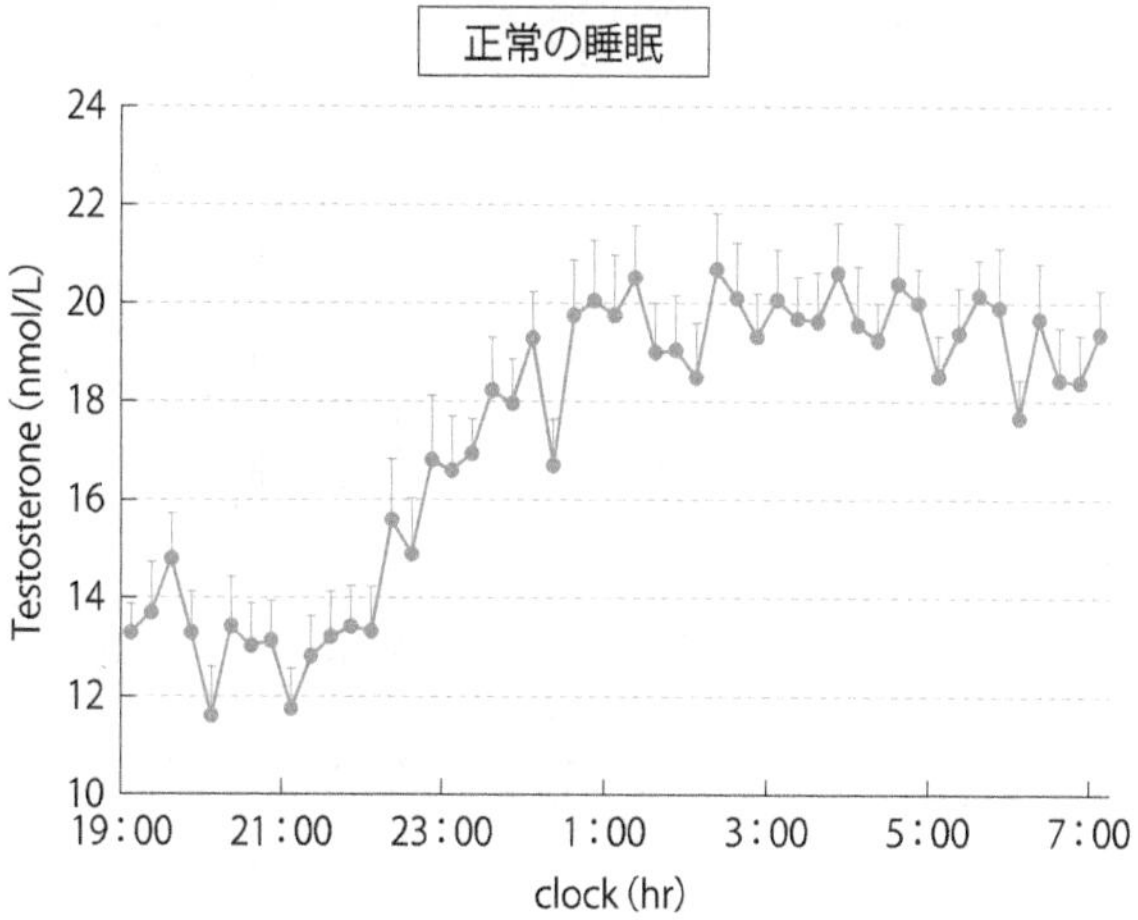

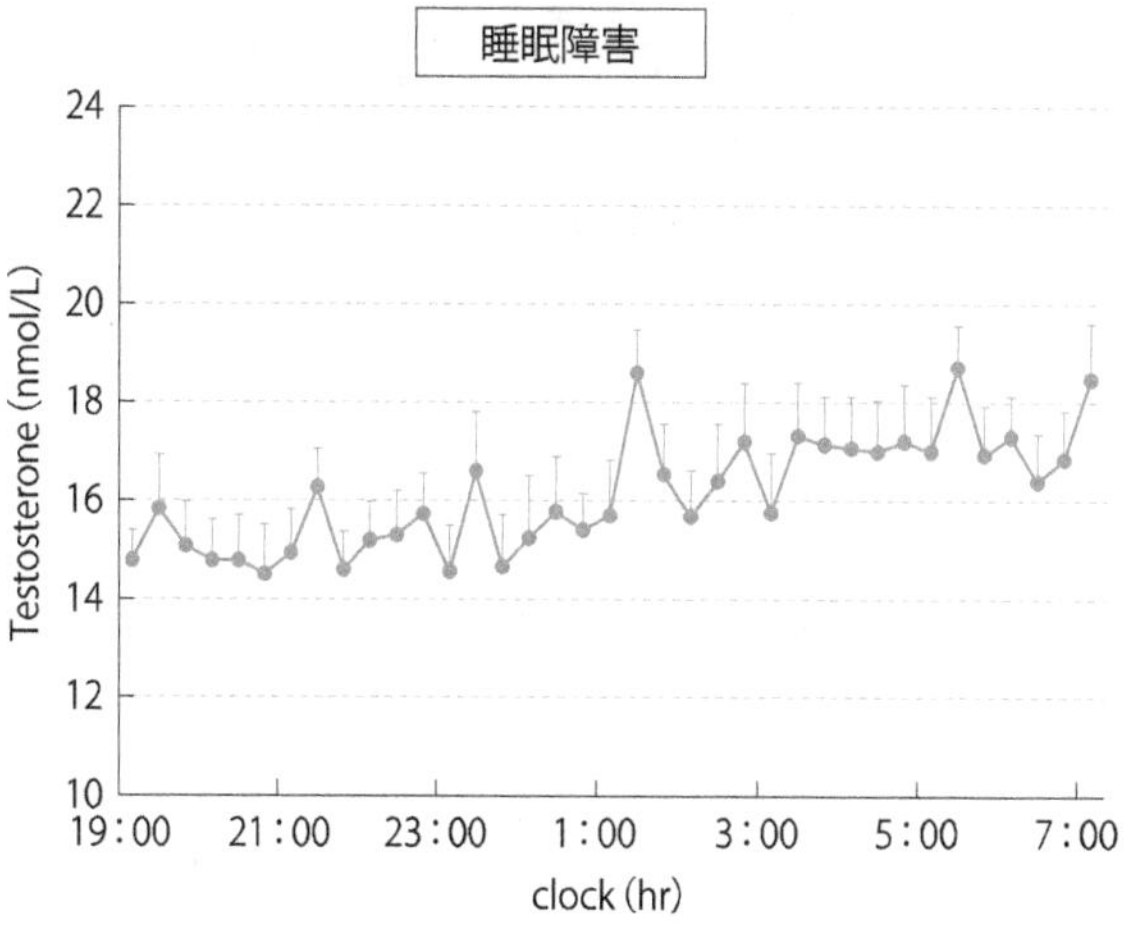

J Clin Endocrinol Metab 201;86:1134

悪いとテストステロンの回復が見られません。（図4－7）

3、笑わない

緊張を強いられる野生動物に「笑い」はありません。笑うことができるのは人間だけです。笑うときは副交感神経が優位になり、リラックスするためテストステロンの分泌がうながされます。逆にＬＯＨ症候群では笑わなくなります。

体重が変わらず、夜中にトイレに起きず、お笑い番組などを観てよく笑っている――。こういう人は、まずＬＯＨ症候群の心配はないでしょう。

妻や子どものリスペクトを感じることで、ＬＯＨ症候群の症状が改善する場合もあります。ほめられる、尊敬される、好かれることで、やる気ホルモンのドーパミンが出てテストステロンの分泌量も上がるからです。ＬＯＨ症候群を防ぐため、パートナーを持ち上げて元気にしてあげましょう。

●医師にかかる前にセルフチェックを

ＬＯＨ症候群の可能性が考えられるときは、医療機関を受診する前に第2章で紹介したＡＭＳ（加齢男性症状調査票）をやってみましょう。26点以下は健康、27〜36点は軽症の更年期障害、37〜49点は中等症、そして50点以上は医療機関に受診すべき重症の状況とされています。

【軽症〜中等症の対策】

1、就労環境の見直し

睡眠時間、出勤時間と仕事内容、退勤時間を実際に記録していきながら午前、午後の調子を、最悪で休んでしまうのを1、絶好調を10として数値化していきます。どういう場面で自分のストレスが高くなるかがわかります。

2、友達と会う

同僚でもいいのですが、できれば仕事の利害関係がなく、気の置けない中学・高校時代の旧友がベストです。リラックスして元気で楽しかった学生時代のエピソードを語り合ううちに、自然にテストステロンが上がっていきます。カラオケで発散することもいいですね。同窓会は若返りの場です。

3、定期的な運動を生活に取り入れる

筋肉を使い、汗をかくことでテストステロンの分泌が高くなります。ぜひ、毎日の生活の中に運動習慣を取り入れてください。WHO（世界保健機関）は週150分以上の運動を推奨しています。忙しくて時間が取れない、運動の経験がないという人は、毎日10分程度のジョギングやウォーキングから始めてみましょう。前に紹介したHIITであれば、短時間でも大きな効果が期待できます。

4、体重計に乗る

レコーディング・ダイエットといって、単に毎日体重を記録するだけでもダイエット効果があることが知られています。体重を意識することで自然に食べすぎや運動不足が避けられるのでしょう。実際、体重を意識すると運動量は増える傾向にあります。体重の増加はテストステロン減少と直結します。

5、テストステロンを上げる食材をとる

この章で紹介した「テストステロンを上げる食材」を積極的にとりましょう。ビタミンDや亜鉛が多い、テストステロンの代謝・分解を抑える作用がある、テストステロンに似た作用のホルモン成分がある、といった特徴があります。基本はたんぱく質をしっかり、糖質もある程度とること。極端な糖質制限はテストステロンを下げてしまいます。中等症の場合、後述する漢方薬やサプリメントもお勧めです。

6、マインドフルネス

マインドフルネスの動画や書籍はいろいろ出ているので、ぜひチェックしてみてください。「今この瞬間」に集中するトレーニングを積むことで、心が落ち着き、テストステロンの分泌も高まります。

7、HPテスティング®

定期的にHPテスティング®を行い、自分のテストステロン・レベルを確認するのが理想です。週の中での変化も重要です。仕事量やアクティビティを行うことによって、HPにどのような変化が現れるかを確認しましょう。

【重症の対策】

LOH症候群は放っておくと命にかかわることもあります。AMSで「重症」と判定されたら、直ちにメンズヘルス外来や男性更年期外来を受診しましょう。

第5章　ＬＯＨ症候群の最新治療

●基本はテストステロンの補充

ＬＯＨ症候群とは「テストステロンが低い」ことから心身にさまざまな症状が出ている、という病気です。したがって治療の基本は足りなくなったテストステロンの補充です。テストステロンを補充することで、ストレスにさらされた脳の悪循環を断ち切り、脳をいわばリブート（再起動）することができます。

具体的にはテストステロンを補充することによって、次のことを実感する方が多いです。

・周囲の評価が気にならなくなる＝鈍感力
・よく眠れる
・肩や腰の痛みが減る
・人とのコミュニケーションがスムーズになる
・イライラが減る

テストステロン補充療法そのものは決して目新しいものではありません。

１８４９年にドイツのゲッチンゲンにある動物園の園長であったアーノルド・ベルトル

トは、雄鶏《おんどり》の睾丸《こうがん》を取ると鶏冠《とさか》が小さくなって鳴かなくなり、オス同士の闘いや交尾をしなくなることを発見しました。さらにほかの鶏の睾丸を移植すると、雄鶏の活動は元に戻ることも見出《みいだ》したのです。これは「男性ホルモン」の発見であり、また世界初のホルモン補充療法とも呼べるでしょう。

１９３５年にテストステロンが化学合成されるようになって間もない１９４４年に、米国デトロイトの内科医であるカール・ヘラーとゴードン・マイヤースが「米国医師会雑誌」に「男性更年期」を初めて報告しました。うつ症状、記憶力の低下、疲れやすさ、性欲の低下といった症状がある人が、合成テストステロン補充療法で症状の改善が見られたことを報告したのです。１９４５年に米国で出版された『The Male Hormone（男性ホルモン）』はベストセラーになっています。日本が敗戦で苦しんでいる時代に、すでに米国でこのような治療が行われていたことは驚きですね。

●補充療法に使われる主な薬剤

この項目ではテストステロンの補充療法に使われる薬剤について説明していきます。

1、注射剤

テストステロンは筋肉注射での投与が開発されました。体内での吸収を抑えて注射の頻度を少なくするために、合成テストステロン剤（国内ではエナント酸テストステロン）が用いられています。エナント酸テストステロンを注射すると投与後24～48時間で効果が見られ、3日目に濃度が最大になります。

筋肉注射剤のメリットは比較的値段が安いことと、高濃度のテストステロンを投与できることですが、デメリットはこれまで経験したことがない高濃度（非生理的な濃度）までテストステロンが上がり、直後に急激にテストステロンが下がることです。このため症状が急によくなったと思ったら、ストーンと悪くなる「ローラーコースター現象」が起きてしまいます。（図5－1）

この図は、現在医療機関で使われている注射剤投与後のテストステロン濃度の変化を示しています。注射後3日目をピークに通常の濃度を著しく超える濃度となり、その後急降下します。また注射製剤は粘り気が強く、太い針を使うため、注射自体がかなり痛いというデメリットもあります。

投与量は1ヵ月に250mgが基本です。多くの病院やクリニックでは250mgを4週間

図5-1　テストステロン筋肉注射後のテストステロン濃度

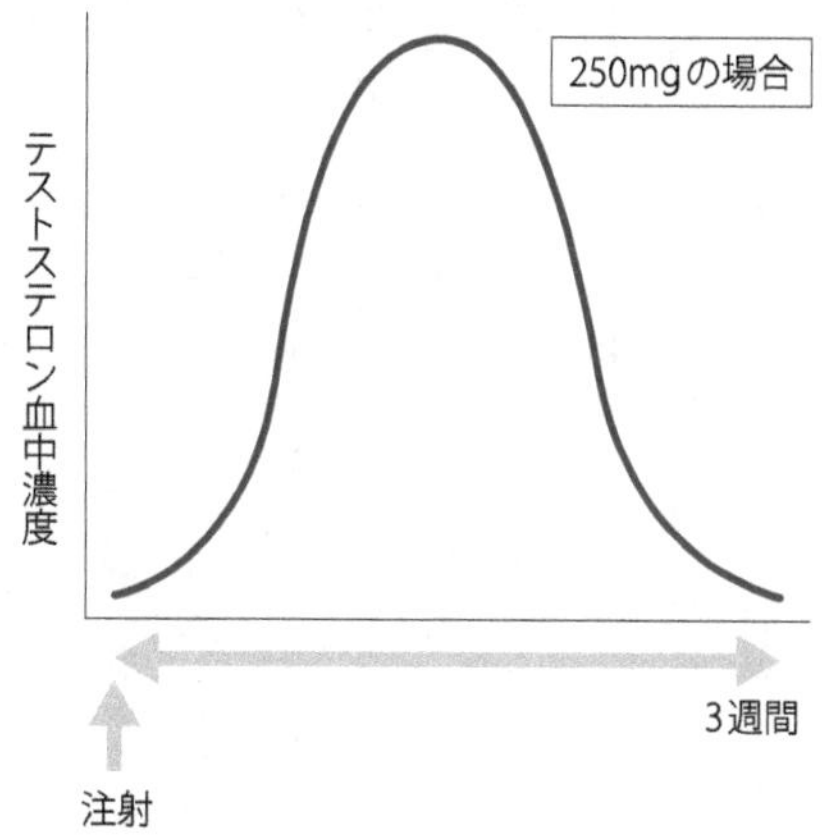

に1回、あるいは125㎎を2週間に1回という間隔で投与されています。理想をいえば5〜7日ごとに62・5㎎程度の少量の注射を行うのが合理的なのですが、医療機関に毎週通うのは大変なのでこのような方法が取られています。

　注射は基本的に保険適応です。テストステロン注射剤が保険適応されるときは骨髄線維症、再生不良性貧血、腎性貧血、男子性腺《せいせん》機能不全症、類宦官《るいかんがん》症、造精機能障害による男子不妊症といった病名が挙げられます。かなり昔に開発された薬剤なので、今では使わない病名もあります。

　たとえばこの中の腎性貧血は腎臓の機能が低下して貧血を起こす病気で、主に人工透析を受けている方が対象となります。しかし今ではエリスロポエチンという造血に関係するホルモン剤が使われるようになったので、テストステロンを注射することはありません。

男子性腺機能不全症とは、脳のホルモン産生を司《つかさど》る視床下部や下垂体という器官の病気、あるいは病気や外傷で精巣（睾丸）を失ったことにより、テストステロンが著しく少なくなった状態です。これは先天性の場合と後天性の場合（脳の外傷、炎症、腫瘍《しゅよう》、原因不明など）があります。テストステロンが著しく低下することにより、陰茎や精巣の発育不全、体毛が薄い、男性不妊、射精障害、勃起《ぼっき》障害、といった二次性徴（生殖能力を備えた成人男性になること）の障害が生じます。類宦官症も、ほぼ同じような意味ですが現在は使われない病名です。造精機能障害による男子不妊症には後述するＨＣＧ製剤が使われます。

ＬＯＨ症候群はこの男子性腺機能不全症に準じる状態として保険診療で薬剤費がカバーされることもありますが、都道府県によっては男子性腺機能不全症のような極端な状態ではない、として保険診療で認められないところもあります。そのため、ＬＯＨ症候群に対するホルモン補充療法は自費診療となっているクリニックも多いようです。

注射剤にはこのほかに「ヒト絨毛《じゅうもう》性性腺刺激ホルモン（Human Chorionic Gonadotropin＝

HCG)」というものもあります。

これは脳の下垂体から出るホルモンで、精巣でのテストステロン産生を高める作用があります。下垂体の手術によって脳からHCGが出なくなると、テストステロン値はゼロに近い値になります。脳の病気や外傷でテストステロンが著しく下がった人では、精巣の機能は問題ないのでHCGを投与します。また男性不妊症でテストステロンが低い場合、妊活でテストステロンを上げたいときにも用いられます。

HCGを投与するとテストステロンが増えて、精子の産生が活発になり、精子濃度が上昇します。通常は週2〜3回筋肉注射しますが、テストステロン上昇効果には個人差があり、適切な投与量を決めるためには試行錯誤が必要です。また同時に女性ホルモンであるエストロゲンが上がって疲労感が出ることもあり、まめに血液中のホルモンをチェックして細かく投与量を調整することが必要になります。注射針は細く、自宅に持ち帰っての自己注射も可能ですが、毎週2〜3回注射するのがわずらわしいという方もいます。

2、飲み薬

古くからメチルテストステロンというテストステロン誘導体の経口薬（飲み薬）が製造

されています。処方薬だけでなく、繁華街の薬局で売られていることもあります。しかしメチルテストステロンは肝障害が出やすいため、日本医師会は肝機能が悪い人には禁忌と指定しています。したがって、LOH症候群に対しても世界的には推奨されていませんので、ご注意ください。欧州の処方薬には肝障害が少ない経口薬もありますが、日本では承認されていません。

3、軟膏《なんこう》

日本ではテストステロンを1％含む軟膏が市販されています。医師の診察・処方箋《しょほうせん》なしで、薬局で購入できますが、そもそもどの程度の量を塗ったらよいか、あるいは薬の効果の判定や副作用のモニターがないのが問題です。また、販売する薬局も限られています。世界各国ほぼすべての国でテストステロン製剤は医師の処方が必要とされていますので、医師の指導なしで使用するのは注意が必要です。

4、外国製のテストステロン・ゲル剤

注射剤の欠点を補うために吸収性の高い塗り薬であるゲル剤が２０００年に米国で開発

されました。メリットとしてはテストステロンの血中濃度を早く上げ、かつ保ちやすい、塗り心地が悪くない、などが挙げられます。テストステロンを１～２％含んでいます。米国では注射、塗り薬、貼り薬などの中で最も医療用に使われている製剤ですが、日本では現在承認されていません。医師の個人輸入となるため、費用が月３万円程度とかなり高いこともネックです。類似の薬剤としてクリーム製剤もありますが、やはり高価です。

５、１ＵＰフォーミュラー

これまで日本には、テストステロンの血中濃度をコントロールでき、また肝臓などへの副作用が少なく、かつ使用感に優れたテストステロン製剤はありませんでした。そこで私たちは高いゲル技術を持つ国内の製薬企業と提携し、テストステロン・ゲル製剤である「１ＵＰフォーミュラー」を開発しました（特許申請中です）。

これはテストステロン・エステル剤やメチル化物などの合成テストステロンとは違い、純粋なテストステロンのみを含むゲルです。吸収性が高く皮膚に塗った後にべとつかないことに加え、投与後にテストステロン濃度が速やかに上がり、ゆっくり下がるため生理的な濃度の変化である「朝高く、夜低い」状態をつくれます。

医師の処方により、ゲル１㎝（10㎎）のテストステロンを太ももの内側や二の腕などの体毛がない部分に１日１回、午前中に塗布するのが基本的な使い方です。ただし、その人のテストステロン濃度や症状によって用量は変わります。夕方に集中を要する仕事がある場合は、午後から夕方の投与も可能です。

この「１ＵＰフォーミュラー」は、ＬＯＨ症候群に対するテストステロン補充療法に詳しい、「テストステロン治療認定医」のみが処方できます。

テストステロン補充療法を行う医師は、ＬＯＨ症候群などのテストステロンが低下する疾患や病態の知識が豊富で、薬剤の作用、副作用について熟知していることが望まれます。そこで一般社団法人日本メンズヘルス医学会では、定期的な研修会を医師に対して行い、一定の水準に達した医師をテストステロン治療認定医として認定しております。巻末で紹介している日本メンズヘルス医学会のＷＥＢサイトでは、全国のテストステロン治療認定医のリストがありますので、お近くの医療機関をご確認ください。

ちなみに「１ＵＰ」とはゲームでポイントを獲得して、生命力が上がった状態です。テストステロン補充療法はまさしく人生の「１ＵＰ」となります。

●テストステロン補充療法に副作用はある？

もともと補充療法はテストステロンが少ない人にホルモンを補う治療ですので、深刻な副作用はほとんどありません。とはいえ、やはりいくつかの副作用は報告されています。

まず、外からテストステロンを投与することで、脳はからだの中に十分なテストステロンがあると判断します。そのため精巣でテストステロンを作るよう指令する「性腺刺激ホルモン」が減ってしまい、自力でテストステロンを作らなくなります。同時に精子をつくる力も減ります。したがって、大量の、あるいは長期間のテストステロン・エステルの注射は、精子の数を減らして不妊の原因となります。

また必要以上にテストステロンの補充量が多くなると、からだの血液の量が多くなる多血症になります（血液のヘモグロビン、ヘマトクリットという指標が上がります）。多血症になるとほてりを感じるほか、高齢者では脳梗塞《こうそく》や心筋梗塞といった血管が詰まる病気になりやすく注意が必要です。また頻度は少ないですが、肝機能の数値が悪化することがあります（ただし、肝炎や肝硬変といった治療を要する状態になることは稀《まれ》です）。

軽いものでは皮膚の副作用もあります。テストステロンは皮脂の産生を過剰にしたり、毛穴を詰まらせたりする作用があるので、思春期のようにニキビができやすくなります。

欧米では、高齢者ではテストステロン補充療法によって心筋梗塞が起こりやすくなることがあり、注意喚起がなされています。これは先述した多血症が起きている可能性と、もともと心筋梗塞が起こりやすい状態であったときにテストステロン補充療法で元気になり、運動や社会活動をしてからだの活動量が増えた可能性が考えられています。心臓の筋肉が弱る心不全に対しては、テストステロンは基本的に心臓の筋肉を保護する方向に作用すると考えられています。

●前立腺がんとは関係ない

日本や欧米など先進国において、男性がかかるがんで最も多いのは前立腺がんです。前立腺というのは男性にのみある臓器で、精子を保護する作用と尿の切れをよくする作用があります。前立腺はテストステロンによって成長していくので、生まれつきテストステロンの分泌量が極めて低いと前立腺のサイズは小さくなります。そこで転移がある前立腺がんでは、テストステロンの産生を極力抑える治療（ホルモン除去療法）を行うことで、がんの進行を一時的に止めることができます。

このため、かつてはテストステロンが前立腺のがん化に関係あるのではないか、テストステロン補充療法は前立腺がんの原因になるのではないか、と心配されたこともありました。しかしこの20年近くの間に、テストステロン補充療法と前立腺がんの関係について非常に多くの研究がなされた結果、テストステロン補充療法をしても前立腺がんにはならないことがわかっています。

ただし、すでに前立腺がんがある場合は、テストステロン補充療法によってがんが大きくなる可能性があります。そこでテストステロン補充療法を行う前にはＰＳＡ（前立腺特異抗原）という腫瘍マーカーを測定して、前立腺がんのリスクをあらかじめ調べます。

ここで注意すべきポイントは、「テストステロンが低い人が前立腺がんになると悪性度が高いことが多い」という事実です。したがってテストステロン補充療法をするかしないかにかかわらず、テストステロンが低めの場合は前立腺がんに注意が必要です。

●テストステロン補充療法はうつ病にも有効

うつ症状にテストステロン補充療法が有効なことがあると先に述べました。この治療は泌尿器科やメンズヘルス外来、男性更年期外来などで受けることができますが、まだまだ日本では普及していません。

米国では2015年の段階で、約500万人がテストステロンを使った治療を受けています。それに対して、日本ではまだ2万人程度に過ぎません。これは韓国やシンガポールなどアジアの中で比べてもかなり少ないほうです。

その理由はまず、ホルモン補充療法の認知度が低いこと。「どうも調子が悪い」「最近元気がない」というとき、男性ホルモンの低下を疑って泌尿器科を受診する人は少数に過ぎません。さらにいえば、ホルモン補充療法を受けられるクリニック自体がまだまだ少ないという現状があります。

もう一つは薬の種類の問題です。現在、日本で保険が認められているのは注射によるテストステロン投与のみ。それも条件が厳しく、誰もがというわけにはいきませんし、クリニックに定期的に通院しなければ治療を受けられません。経口薬や塗り薬を処方してくれる医療機関もありますが、これらは健康保険の適応外に加えて海外から輸入するためかなり高額になってしまいます。海外では飲み薬、貼り薬、塗り薬などもよく使われています。これならば自宅での連続使用も可能です。そこで日本でも塗り薬を調合し、保険は適応外であっても自己負担を減らした薬剤の開発が進んでいます。

それからテストステロンはドーピング剤なので一般の人は利用できないと思っている人

もいます。確かにテストステロンは国際オリンピック委員会（ＩＯＣ）がドーピング防止のため競技者には禁止薬物に指定しています。これはテストステロンに筋肉増強とパフォーマンス向上作用があるため、スポーツ選手には使用が禁じられているということ。一般人には関係ありません。

ホルモンを補充するというと、「なんだか怖い」「危ないのではないか」という先入観をお持ちの方もいるかもしれませんが、皮膚のかぶれにステロイドホルモンの製剤を処方されている方は多いと思います。ホルモン治療は薬剤の用法・用量を守って服用すれば副作用も少なく、非常に安全性の高い療法です。

ＡＭＳの点数が50点以上の方、うつ病で治療を受けてなかなかよくならない方はぜひテストステロンの血中濃度を調べることをお勧めします。

●補助的な薬剤とサプリメント

医療機関におけるＬＯＨ症候群の治療には、テストステロンを補充することに加え、いくつかの薬剤やサプリメントも補助的に使います。どのようなものが使われているのか、参考までに挙げておきましょう。

1、PDE5阻害薬

PDE5阻害薬と呼ばれるバイアグラやシアリスなどは、ご存じの通りもともとはEDに対する勃起補助薬です。

からだの筋肉のうち意志で動かせない平滑筋を緩める物質にサイクリックGMPという分子があります。サイクリックGMPは血管の内側の細胞（血管内皮細胞）や神経から分泌されますが、血管や神経の老化により分泌されるサイクリックGMPの量が減ってくると、平滑筋を十分に緩めることができなくなります。

ペニスの平滑筋（海綿体）もそうです。サイクリックGMPが減ると、平滑筋が緩まずに血液が入ってこないため、勃起が起こりにくくなります。PDE5阻害薬はこのサイクリックGMPを分解するPDE5という酵素の働きを抑えることで、結果的にサイクリックGMPの量を増やして勃起を可能にします。

PDE5阻害薬は臓器への血流を増やす作用があり、テストステロンを上げる作用もあります。前立腺肥大症では膀胱《ぼうこう》への血流が減っていることが多く、またテストステロンが少なくなると前立腺肥大症が顕著になりやすいことが知られており、PDE5阻害薬の夕ダラフィル（商品名シアリスなど）は前立腺肥大症の薬剤として保険適応になっています。ただし前立腺肥大症の症状があり、また尿勢が弱い、超音波検査で前立腺が大きい、あるいは残尿があることが必要で、そうでない場合は自費診療になります。

タダラフィルは通常５㎎を毎日１回服用します。早朝勃起（朝立ち）も回復し、自信が回復します。さらにＰＤＥ５阻害薬には「動脈硬化を防ぐ」「酸化ストレスを減らす」といったアンチエイジング効果もあります。がんをはじめとする「基礎疾患」では、免疫細胞を抑制するＭＤＳＣ細胞が体内に増えますが、タダラフィルはこのＭＤＳＣ細胞の数を減らして免疫力を回復することも報告されています。

２、ビタミンＢ群

ビタミンＢ群は疲労感を減らし、エネルギーを高める作用があります。ビタミンＣやビタミンＥと違ってビタミンＢはたくさんの種類があるので、まとめてビタミンＢ群と呼ばれます。このＢ群の中でも、Ｂ６、Ｂ７が欠乏するとテストステロンが減少します。

ビタミンＢ６（ピリドキシン）はニンニクに含まれており、いわゆる「ニンニク注射」の主要な成分です。ビタミンＢ６は食事から摂取したたんぱく質をエネルギーに変える働きがあり、ビタミンB6がないと、いくらたんぱく質をとっても有効に活用できません。食材ではマグロ、サケ、カツオ、鶏のささ身、バナナ、サツマイモに比較的多く含まれています。

しかし、ビタミンB6の1日に推奨される摂取量は成人男性で1・4〜1・7㎎と多く、マグロは刺身で10切れ、サケは2切れ、バナナなら4本食べなければいけません。食事だけで十分に摂取するのは難しいので、ピリドキシン製剤やサプリメントで補う必要があるでしょう。ちなみにビタミンB群はとりすぎてもおしっことして出ていくので安全性が高く、1日の上限量は100㎎とされています。

ビタミンB7（ビオチン）は、皮膚、髪の毛や爪への作用が知られています。ビオチンが減るとテストステロンの産生も減る可能性もあります。薄毛や爪がもろくなったり、皮膚に湿疹《しっしん》が出やすくなったりする場合には、このビオチンが減っているのかもしれません。

ビオチンは鶏や豚のレバー、卵、シイタケ、マッシュルーム、カリフラワー、ナッツ類に含まれています。米国の国立衛生研究所によると、男性は1日30μg（マイクログラム。1000分の1㎎）の摂取が望ましいとされています。卵1個で10μg、ハンバーガー1個で4μgのビオチンを摂取できます。食事で十分に摂取されない場合にはサプリメントでの補充が望ましいと考えられます。米国ではビオチンはビタミンDと並んで、サプリメントの消費量が多いビタミンです。

なお、運動するときにプロテインをとる人はビタミンB群もしっかりとる必要があります。米国で販売されているサプリメントは日本製よりも含有量が高い傾向にありますので、購入するときにはどの栄養素がどれくらい入っているか必ず確認するようにしましょう。

３、ビタミンD

ビタミンDはカルシウムの吸収をうながして骨を強くする、免疫力を高めてウイルスの感染に打ち勝つといった重要な働きをしています。１日６００〜８００ＩＵ（国際単位）が必要で、１日４０００ＩＵが上限量とされています。ビタミンDは日光を浴びても皮膚で産生されますが、十分な日照を受けているハワイ在住の日焼けした健康な若いサーファーでさえ、半数は望ましいとされる血中濃度に到達していなかったという調査結果があることから、食事あるいはサプリメントでの摂取が勧められます。

サケの切り身を１日１切れ食べれば必要なビタミンDを摂取できるのですが、食生活が変化した結果、日本人の多くはビタミンD不足になっています。昔は暮れになると新巻き鮭を買ったものですが、冬の間に毎日焼きザケを食べることでビタミンDを補給していたのかもしれません。

ビタミンDの不足は、高血圧、結核、がん、歯周病、多発性硬化症、冬季うつ病、末梢《まつしょう》動脈疾患、1型糖尿病を含む自己免疫疾患などの病気と関連している可能性が指摘されています。最近では、血中のビタミンD濃度が低いと新型コロナウイルス感染での死亡率が高くなることもわかりました。テストステロンの産生にも重要な働きをしており、ビタミンDが減少するとEDになりやすいことが知られています。

ビタミンDはサプリメントの中でも比較的安く、たとえば大塚製薬の「ネイチャーメイド スーパービタミンD」では1日の目安量として1粒に1000IU含まれており、3ヵ月分で1000円程度です。なお、人工透析をしている方や骨粗しょう症患者では活性型ビタミンD3製剤が処方されます。

サプリメントのビタミンDはいったん肝臓や腎臓で代謝されるため、多く摂取しても問題はありませんが、活性型ビタミンD3製剤は直ちにからだに働くため、必要以上に血液中のカルシウムが上昇してしまう高カルシウム血症の危険性があり、医療機関で医師が処方します。

4、亜鉛製剤

亜鉛というのは日常生活ではあまりなじみがない金属かもしれません。漢字では「鉛の亜流」と書くのですが、鉛はからだに毒であるのに反して、亜鉛は遺伝子や酵素の活動を制御している極めて重要な栄養素です。亜鉛はからだの中で鉄の次に多い金属元素（ミネラル）になっています。

亜鉛はからだの成長、免疫、傷の治癒過程に働きます。欠乏すると、傷の治りが悪くなる、加齢に関連する肺炎や、眼の黄斑《おうはん》変性症にもなりやすくなるといわれています。風邪にかかっても亜鉛量が十分だと早く治ります。逆に風邪がなかなか治らないときは亜鉛不足かもしれません。やけどや潰瘍《かいよう》あるいは皮膚の損傷にも亜鉛を含んだ薬剤が使用されます。コラーゲンを摂取すると肌がプルプルになるイメージがありますが、亜鉛がないとコラーゲンの産生ができないので、コラーゲン食品だけとっても体内で分解されて皮膚はプルプルになりません。亜鉛は酸化ストレスも減らし、組織の老化を防ぎます。

亜鉛が足りないと慢性的な下痢、薄毛、乾燥肌、うつなど気分障害、不妊症などの原因になります。コロナで味覚障害が注目されましたが、亜鉛は味を感じる味蕾《みらい》細胞をつくるのに欠かせないため、亜鉛不足でも味覚障害になります。

亜鉛の推奨摂取量は成人男性で1日約10㎎。これは牡蠣《かき》80ｇ（4個）で達成できます。豚レバーが100ｇあたり7㎎と多めですが、ほかの肉や魚介類には概《おおむ》ね100ｇあたり4㎎ほど含まれています。

植物性食品に多く含まれる食物繊維やフィチン酸（穀類、豆類に多い）、加工食品に多く含まれる食品添加物は亜鉛の吸収を妨げます。かつて日本で亜鉛欠乏は稀でしたが、今では60歳以上の70％以上は亜鉛欠乏といっても過言ではありません。

亜鉛はテストステロン濃度にも関係しています。亜鉛不足はテストステロン濃度の低下につながり、ＬＯＨ症候群の原因となります。一方、亜鉛のサプリメントの摂取はテストステロン濃度を高くします。亜鉛は精液にも高い濃度で含まれており、精液量にも関係します。男性不妊症の人は亜鉛濃度が低い傾向があり、亜鉛の補充療法で精液量、精子の運動率、正常形態の精子数が増えます。

亜鉛欠乏かどうかは血液検査で簡単に調べることができます。医療機関で亜鉛欠乏が診断されれば、効果的な亜鉛製剤が保険適応になっています。多くのサプリメントは1日10～20㎎の摂取を勧めていますが、私は臨床経験から亜鉛欠乏症の人は1日50㎎ほど服用しないと血液中の亜鉛濃度が上がってこない印象を持っています。なお、排出されにくいミネラルは過度にとりすぎるのも良くなく、亜鉛製剤の過剰摂取は悪心《おしん》などの消化器症状や貧血を生じます。

●LOH症候群に使われる漢方薬

ここからは漢方薬を見ていきましょう。

1、補中益気湯《ホチユウエツキトウ》

東洋医学では、生命活動の根源的なエネルギーを「気」と呼びます。気の流れを整える「気功」というエクササイズをご存じの方も多いでしょう。気は全身をめぐって、臓器・組織に活力を与えるものであり、気が旺盛《おうせい》なら下腹部に張りがあって、活気があって粘り強く、病気になりにくい。逆に気が衰えると、下腹部が軟弱となり、活動も弱々しく、疲れやすく、冷えて、病気にかかりやすくなるとされます。

気が不足した状態を「気虚」といいます。まさにエネルギー不足の状態で、ＬＯＨ症候群も気虚の一種といえるでしょう。気を補う補気剤としては、「補中益気湯」が代表的です。「中」は胃腸を指し、「益気」には気を増すという意味があります。

胃腸の消化・吸収機能を整えて気を生み出し、病気に対する抵抗力を高める薬です。気力がわかず、だるくて疲れが取れない、全身倦怠感《けんたいかん》や食欲不振などを伴う、さまざまな不調が処方の対象となります。胃腸虚弱、風邪、寝汗など、また病後・産後で体力が落ちているときや夏バテによる食欲不振にも使われます。元気を補う漢方薬の代表的処方であることから「医王湯《イオウトウ》」とも呼ばれます。

補中益気湯はＬＯＨ症候群にもよく効きます。実際、ＬＯＨ症候群の患者さんに投与したところ、フリーテストステロンが増加し、ストレスホルモンであるコーチゾールが減少しました。補中益気湯は副作用も少ないので、ＬＯＨ症候群と思ったらまず服用するといいでしょう。漢方薬は医療機関で処方してもらうほうが安上がりですが、薬局でも購入できます。

2、八味地黄丸《ハチミジオウガン》、牛車腎気丸《ゴシャジンキガン》

東洋医学では、からだのエネルギーを蓄える臓器を「腎」と呼び、人間の成長や生殖に影響を与える生命エネルギーを「腎気」と呼んでいます。この腎気の働きが悪いことを

「腎虚」といいます。子どもの成長の遅れや不妊症も腎虚が原因とされます。腎虚になると、目的を持って行動できなくなり、意志の力が弱くなると考えられます。また、無気力状態になり、この状態が長く続くと、引きこもりやパニック障害などの精神の不安定性にも関わってくることになります。すなわち、東洋医学の腎気は現代医学のテストステロン濃度と考えてよいでしょう。気虚と同じく、腎虚もＬＯＨ症候群に通じるものがあります。

腎気は加齢により減少すると考えられています。老年症候群といわれる腰痛や骨粗しょう症、脱毛や白髪、難聴や耳鳴り、皮膚の乾燥・痒《かゆ》み、排尿障害や尿失禁、下肢の冷えやだるさなども、腎気が虚した状態、すなわち腎虚の症状と考えられています。

このような腎虚を補う漢方薬として、「八味地黄丸」や「牛車腎気丸」などが用いられています。八味地黄丸は腎虚全般に効く薬です。よく薬局に「おしっこが近くなったら八味地黄丸！」のようなノボリが立っていますのでご存じの方も多いでしょう。牛車腎気丸はこの八味地黄丸にさらに2種類の生薬を加えたもので、腰痛、神経痛などの痛みや、尿が近い、間に合わないという症状に効きます。

高齢者には自立した生活を営む健常者と介護を要する要介護者がいますが、その中間で医学的な援助をしないと要介護になってしまう状態を「フレイル（虚弱）」と呼んでいます。フレイルの要素の中で特に重要なものは筋肉量が減るサルコペニア（加齢性筋肉減少症）です。大阪大学の萩原《はぎはら》圭祐《けいすけ》特任教授らは、このサルコペニアも腎虚の一症状としており、牛車腎気丸がサルコペニアにも予防効果があることを報告されています。

八味地黄丸、牛車腎気丸は、テストステロンそのものでなく、副腎でつくられるＤＨＥＡという男性ホルモンを上げます。ＤＨＥＡはその後テストステロンに変わるのでＬＯＨ症候群にも効果があると考えられます。ただし、どちらにも「地黄」という生薬が含まれており、胃にもたれることがあるので、胃腸が弱い人には向きません。

3、柴胡《サイコ》加竜骨牡《カリユウコツボ》蠣湯《レイトウ》

ＬＯＨ症候群の大きな原因はストレスです。

脳が認知する、広い意味での「危険」に対して交感神経が反応します。その状況に踏みとどまって闘うのか、あるいは素早く逃げるのか。いずれにせよ、汗が出て血圧が上がり、心臓の動悸《どうき》は速くなり、血糖が上がることで、筋肉に血液と栄養分を送り込んでアクションに備えます。

このストレスの緊急事態では、腸の消化活動や脳から精巣にテストステロンを出せという指令はシャットダウンされます。ストレスが短時間で終わると、リラックスして今度は副交感神経が働き、血圧は下がり、心拍数は下がり、腸は動き出します。

ストレスが慢性的に続くと、交感神経もずっと働いていることになります。そのため気が高ぶって、眠れない、イライラする、便秘、寝汗をかくなどの症状が現れます。当然、ＥＤにもなります。そもそもペニスは副交感神経が働いていないと勃起できません。童貞の青年が緊張して一時的なＥＤになるのはこのためです。

このようなストレスに起因する交感神経の暴走に対して、漢方では「柴胡」という生薬とカルシウムで対応します。「柴胡加竜骨牡蠣湯」という難しい名前の漢方薬が用いられます。順天堂大学の辻村晃《つじむらあきら》教授は、この柴胡加竜骨牡蠣湯がテストステロン濃度を上げることを報告されています。動悸やパニック障害、イライラ、不眠、ＥＤなどの症状があるＬＯＨ症候群では試してみてよいと思います。

第6章　HPテスティング®で前向きな健康維持を

●唾液が健康状態を鋭敏に反映

これまで、テストステロンが減るLOH症候群は、会社や組織でのアブセンティズム、プレゼンティズムの原因となりやすく、個人にとっても企業にとっても大きな損失になりやすいことを説明してきました。

日々のテストステロン・レベルを知ることは男女ともに、パフォーマンスを良好に保つうえで必須《ひっす》といえます。

世界各国の中で、日本だけが残念ながらホルモンの知識、医療提供が大きく遅れています。コロナ対策について、日本だけがPCR検査の導入が遅れるといった事態がありました。コロナに限らず、日本は予防医療、健康医学への軸足が欧米のみならず、アジアや南米よりもかなり遅れています。

テストステロンの化学構造が明らかになったのは1935年。研究者のブテナントとルジチカはこの功績によりノーベル医学・生理学賞を受賞しています。そして1940年代には、テストステロン補充療法が論文として発表され、日本が敗戦で苦しんでいた時期に米国では更年期の男性にテストステロン注射をしていたのはお伝えした通りです。1945年に刊行された『The Male Hormone（男性ホルモン）』という本には、テストステロン補充療法が動脈硬化症や高齢者の筋力と意欲の増加、心疾患に効果があることが報告されています。

しかし、実は日本にもこの情報は届いていて、戦前の総合雑誌に「神経衰弱にエナルモン」という広告が大きく掲載されているのです。当時の「神経衰弱」は今で言うところの、うつ病で、エナルモンは今も存在する経口薬です。

にもかかわらず、戦後から今までテストステロン治療が広まらなかったのには、次の理由があるのではないかと考えています。

まず、戦後の人口増加です。敗戦により兵士が武装解除となり、また海外から多くの人々が帰国しました。そもそも明治以降の日本の海外侵略の理由の一つには、国内人口の増加のため、海外に市場を求めていったことが挙げられます。それが一気に日本の狭い国土に多くの人間が住むようになり、定年制が厳密になりました。すなわちある年齢で、社会から退くルールをつくることで、新たな世代が社会に入って新陳代謝をし、定年後は「枯れた」人間として余生を静かに過ごすことが社会規範となりました。定年後の「老人」がいろいろな欲を出すことは好意的には見られませんでした。大家族制の下では、高齢者の知恵や経験は日々の暮らしの中で重んじられ、高齢者は尊敬すべき存在でした。しかし、公的年金の整備と核家族化に伴い、高齢者は生産性の低い社会的弱者という見方も出てきました。このことも高齢者が活力を持って社会参画することにはアゲンストであったと思われます。

二番目には、医学・医療の細分化です。テストステロンの発見からほどなくして1930年代にテストステロン製剤が登場し、狭心症、筋力低下、うつ病、LOH症候群に用いられるようになりました。しかしその後血管塞栓《そくせん》の予防薬であるアスピリンの普及や、コレステロールを下げるスタチンによる動脈硬化の予防、降圧剤の開発などから心臓を専門とする循環器科が登場しました。テストステロンの補充の効果はさまざまな臓器に及びますが、それぞれの臓器で循環器科、肝臓内科などと専門が分化していくにつれ、古くからあるテストステロンでなく、よりピンポイントに効果を発揮する新薬が次々と開発されてきました。しかし医学・医療が専門的になるにつれて、それぞれの診療科の医師のコミュニケーションが難しくなり、高齢者が病院に通うと処方される薬はすさまじい数となっています。それぞれの医師は自分が担当する臓器にベストの治療を行おうとしていますが、脳であれ、腸であれ、膀胱《ぼうこう》であれ、どれ一つとして独立して動いてはいません。

テストステロンはさまざまな疾患に予防的に働くことから、むしろ今こそテストステロンの値をしっかり保つことが重要です。

●HPテスティング®で「テストステロン度」をチェック！

テストステロンの値を正確に知る、さらには異常値でないかどうかを調べるのは医療機関での採血検査になります。ただし自分のバイオリズムでの好・不調を調べるのに、医療機関に行く必要はありません。

唾液《だえき》にもテストステロンが含まれており、しかもこの値、すなわちHPは、たんぱく質と結合していないフリーテストステロン値の正確な値に近いことが知られています。

図6－1は健康なボランティアの方の唾液を朝9時から夜21時まで採取してHPを連続測定したものを表しています。20〜30歳ではHPは朝高く、夜低くなる傾向があります。一方60歳以上ではこういう変化はあまり見られません。問題は40〜50歳で午後3時頃に極端に減っています。また60歳以上よりも低くなっています。これは仕事のストレスがかなり高まっていることを示しています。この中にはLOH症候群が隠れていると考えられます。

HPテスティング®は、病気の診断ではなく、日常的な「元気度」の指標です。

測定値が同じ年齢層の平均値より「A：高い、B：同程度、C：やや低い、D：かなり低い」の4段階で報告されます。

HPテスティング®は、こちらから申し込めます。http://hptesting.jp/

A：同じ年齢層よりHPが高い方

高いパフォーマンスを出せる方です。ただしアスリート、芸術家、政治家、クリエーターといった、もともとかなりHPが高い方は、何らかの不調でHPが下がったとしても依然として平均値よりは高いことがあります。この場合はさらにHPを高めることが良い結果をもたらすこともあります。

B：平均レベルの方

現在の日常生活、食事、活動があなたに合っているといえます。さらにパワーアップしたい場合は、エクササイズや食事、サプリメントからHPを上げることができます。

C：やや低い方

図6-1　唾液中におけるHP値

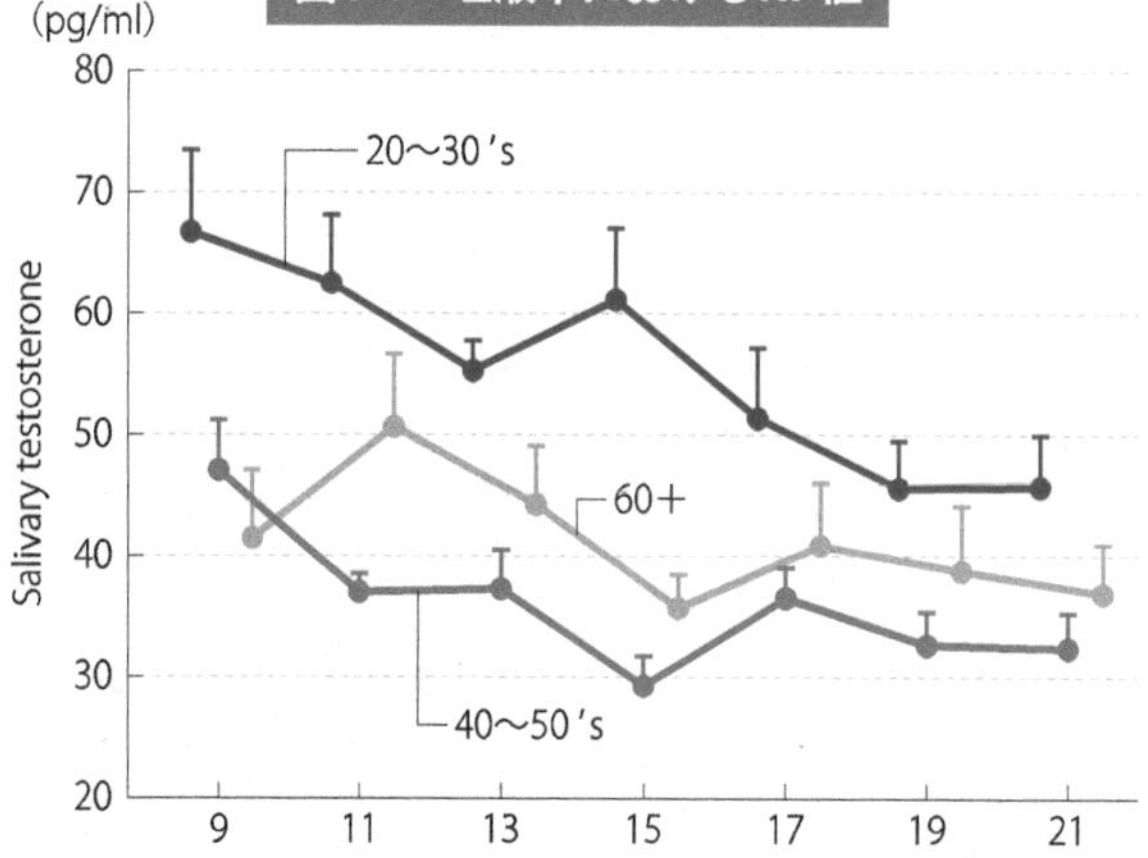

Yasuda et.al. Men's Health Gender 2007

疲労したり、ストレスを感じやすくなったりしていないでしょうか？　積極的なLOH症候群予防を心がけましょう。

D：かなり低い方

LOH症候群のリスクが高い可能性があります。LOH症候群の症状があれば、メンズヘルス外来、男性更年期外来への受診をお勧めします。

HPテスティング®は、ハツラツとした毎日を送るための指標になります。特にHPが低めになってきたときは、生活の「ギア」を変える必要があります。

・自分を褒めてくれる人に会いに行く

・エンターテインメントを楽しむ
・からだを動かしてホルモン産生を刺激する
・学生時代の友達や仲間との交流が、「若返り効果」を生む
・ゴルフやテニス、麻雀《マージャン》、ゲームなどの勝負での緊張感を楽しむ
・テストステロンを上げる食材による料理を食べる
・テストステロンをブーストするサプリを摂取する

また、ストレスが高い時間が続くときには、1UPフォーミュラーを医師に処方してもらい、HPを上げてストレスを「ものともしない」強いメンタルを作ることもできます。

なお、HPテスティング®は、医療機関の監修を受けていますが、LOH症候群の診断目的そのものには利用できません。ご注意ください。LOH症候群はあくまで、医療機関での採血検査に基づいて診断されます。

●1UPフォーミュラーで「ヒーロー」に

ヒーローは、なにも歴史やオリンピックにだけ存在するわけではありません。私たち一人一人が社会に貢献することでヒーローになります。

ただだし、ヒーローには困難を切り開く突破力、新たな発想に基づくアイデア、忖度《そんたく》や遠慮なしに正しいことをやり遂げる公正さが必要です。毎日毎日の複雑なタスクに取り組んでいると、自分の価値を見失いがちになります。テストステロンを上げると、少し高い視野から自分の位置を俯瞰《ふかん》できるようになります。

1UPフォーミュラーはテストステロンを含むゲル製剤で吸収が速いので、短時間でテストステロンを上げたいシチュエーション（ストレスがかかるシチュエーション、プレゼン、会議、ゴルフ、コンテストなど）に対応できます。

1UPフォーミュラーは、日本メンズヘルス医学会のテストステロン治療認定医のみ自費診療で処方することができますので、同医学会のWEBサイトを参考に医師にご相談ください。

●HPテスティング®と1UPフォーミュラーを組み合わせたトレーニング

ジムでトレーニングをするときにどの程度の運動負荷が健康によいかを示す指標はありません。なんとなくルーチンで、とか、この距離を走ると気分が良い、これ以上走ると息が切れてしまう、などといった理由でトレーニング量を決めている人が多いのではないでしょうか？

心拍数から運動強度を求める方法として「カルボーネンの式」というものがあります。

運動強度(％)＝(運動時心拍数－安静時心拍数)÷(最大心拍数－安静時心拍数)×１００

この式で求めることができます。最大心拍数＝２２０－年齢です。50歳で安静時心拍数＝65、運動時心拍数＝１３５とすると、67％となります。65〜70％が有酸素運動の一般的な運動強度と考えてよいでしょう。（図６－２）

ただし、無酸素運動である筋トレを含めた最適な運動強度はなかなか設定が困難です。ここで威力を発揮するのがＨＰです。運動強度が強すぎるとＨＰは低くなっていきます。一方適切な運動強度であれば、ＨＰは上がっていきます。

30歳を超えて筋力をアップしていきたい場合には、ＨＰを測りながら医師と相談して１ＵＰフォーミュラーを加える方法もあります。

たとえば、ベンチプレスやスクワットと合わせて「筋トレＢＩＧ３」と呼ばれるデッドリフト。脊柱《せきちゅう》起立筋をメインに、僧帽筋（背中）や広背筋（背中）、大臀《だいでん》筋（お尻《しり》）、ハム

図6-2　有酸素運動における強度目安

目標心拍数は目的によって設定する

最大心拍数に対する%	
95%–90%	運動能力向上を目指した最大限の負荷
90%–80%	持久力向上を目的とした高い負荷
80%–60%	持久力向上と脂肪燃焼を最適に行うことを目的とした中程度の負荷
60%–50%	リカバリーや有酸素運動に慣れるための軽度の負荷

運動強度（高↑　↓低）

ストリングス（太もも裏）を一度に鍛えることができる、効果の高いトレーニング種目です。

知り合いの73歳のBさんは何年もデッドリフトは40kg×10回から負荷を上げることができずに「もう年かな」と考えていました。そこでHPテスティング®をしたところ、ジムでのトレーニング後にはHPが下がることが多いことから、医師と相談して1UPフォーミュラーを筋トレ前に塗布する処方を行ったところ、十数年ぶりに重量負荷を上げて、60kg×8回が可能になったそうです。1UPフォーミュラーは筋トレ後の疲労感も軽くしてくれるので、「まだまだいける」と筋トレからハツラツとした状態になることができました。

テストステロン補充は、個人的なトレーニングでは、ケガなく運動強度を高めるのに優れています。私の共同研究者のフィンク博士はロサンゼルスで、テストステロンとスポーツ、からだの代謝を研究しています。アメリカではプライベートトレーニングは単にトレーナーとマンツーマントレーニングを行うだけでなく、ＨＰテスティング®のようなホルモンの値の測定やサプリメントなどでの栄養摂取を、ジムに所属する医師と相談しながら行っているとのことです。

公式スポーツ競技の選手はテストステロンの補充を行うことはできませんが、私たちのような一般の人間は医療の力で「病気」の克服だけでなく「より健康」へと向かうことができるのです。

第7章　再び〝ヒーロー〟になるために

●人生のハーフタイム

大きな会社には「役職定年」制度を採用しているところがあります。多くは55歳になると管理職を離れて、一般職や専門職などで処遇される制度ですね。年収も8割程度に下がってしまいます。この制度には2つの背景があります。まず、定年が延びて人件費を抑える必要に迫られたこと。もう一つは、終身雇用制のピラミッド型の組織構造の中で組織の新陳代謝をはかる必要があるためです。

役職定年制は働く意欲を大きく低下させる傾向があります。管理職だったときのようにアシスタントをしてくれる部下がいなくなり、さらに給与まで下がるのでは仕事のモチベーションは下がる一方でしょう。役職定年の代わりに関連企業への出向、転籍で意欲を失う方も多いようです。

しかし、ここで考え方を変えてみてください。寿命が延びて65歳や70歳まで働き続けることを思えば、いつまでも若い頃と同じ働き方を続けるわけにはいきません。かつての部下の下で仕事をし、自分が培ってきたノウハウや経験を後輩たちに伝えることにも意味はあります。リーダーとして組織を引っ張らなくても、仲間に感謝されながら働くことでもテストステロンはアップするのです。

全米にまたがるケーブルテレビ局を築いた起業家のボブ・バフォードはこの時期を「人生のハーフタイム」と呼んでいます。そう、職業生活という大きな試合の中間点というわけです。人生の前半戦で、あなたは会社や組織に貢献し、会社を発展させせました。後半戦では自分が一番したいこと、自分の価値観にあった仕事をすることをボブ・バフォードは勧めています。利益や成功よりも自分にとって意義のある仕事をすることが大切です。

これに通じる思想が書かれている本がゲアリー・ケラーとジェイ・パパザンのベストセラー『ワン・シング（The One Thing）』です。この本の中では、映画『シティ・スリッカーズ』の中でのビリー・クリスタルとジャック・パランスの会話が紹介されています。

老優ジャック・パランスが演じる役はベテランのカウボーイで、彼は生涯家庭を持たずに自然の中で牛を追う生活を続けています。一方、都会で給料もストレスも高い仕事についているビリー・クリスタルは、休暇を取って2週間の農場体験にやって来ました。パランスは彼に「人生で大切なことはたった一つのことに全身全霊をかけることだ。ほかは必要ない」と告げます。クリスタルは「その一つとは何ですか？」と聞くのですが、「それは自分で探すことだ」と一蹴《いっしゅう》されてしまいます。港湾労働者にして哲学者であったエリック・ホッファーは、「このたった一つのことに没頭できないとき、我々は忙しいと感じるのだ」と述べています。

学生時代を思い出してみてください。ひたすらにノックを受けた、ひたすら竹刀を振った、ひたすら星を観察していたとき、忙しさなんて感じたでしょうか？　この「ひたすら」何かに集中している状態は心理学ではフローやゾーンと呼ばれています。かけがえのない人生の後半戦では、ぜひ「たった一つのこと」にひたすら打ち込みたいものです。

それには、今の自分が持っている熱意、人との絆《きずな》、経験値が高い分野を再評価することが必要になります。そのためにはテストステロンが高くなければなりません。

●リスクを取ることが重要

最近のベストセラーである、ナシーム・ニコラス・タレブの『身銭を切れ』という本の原題「Skin in the game」は「リスクに身をさらせ」という意味です。この本の中でタレブは仕事上リスクを取らない人々を「エージェント」と呼んでいます。たとえば、お役人は国が集めてきた税金の分配を決めていますが、汗水たらして税金を集めることはなく、仕事で失敗しても失業するわけではないのでエージェントです。それに対して、売り上げが減ればつぶれる企業、患者を手術する外科医、家を建築する工務店などには失敗したときのリスクがあります。タレブは「人生とはリスクを取ること」であり、リスクを負わない人たちが世の中に増えると責任の所在に問題が起こると指摘します。より良い教育を求めて受験戦争が起きていますが、その目標がリスクを取ることが少ない仕事につくことだとすれば、テストステロンが低い生き方です。

最近、世界中の優秀な若者たちの間ではみずから起業し、リスクを取ってチャレンジすることが増えています。よく今どきの若者は「草食化している」といわれますが、このムーブメントを見る限りはむしろテストステロンが高い生き方を志向しているように感じます。

●家畜化とテストステロン

狼と犬、イノシシと豚を比べると、野生の生き物のほうが家畜よりも顔が怖く、また頭《ず》蓋《がい》骨が大きくなっています。単純にいえば、野生動物のほうが家畜より脳が大きいからです。では今の我々とネアンデルタール人では、どちらの脳が大きかったと思いますか？実はネアンデルタール人は我々よりはるかに脳が大きく、また目のひさしも高いので、おそらくテストステロンも高かったことと思います。我々の祖先であるクロマニヨン人の時代に入ってからも、約2万年の間に脳はさらに小さくなっています。考えようによっては、「人間の自己家畜化が進行している」といえなくもありません。

家畜化とは、野生動物が飼いならされて人間と共生するようになることです。人間も、集団生活を行い、組織で協働するようになり、脳も小さくなったことを自己家畜化が起きたと考える人もいます。一人一人が自己の満足だけを求めると組織は成り立ちません。また組織ができると、必ず階層ができます。面白いことに、テストステロンはフラットな組織では仲間との協働を推進しますが、身分や職位のヒエラルキーが強い組織ではマイナスに働くといわれます。組織で他人と一緒に行動することが自分の価値を高めるのであれば、テストステロンはプラスに働きますが、身分や職位のヒエラルキーに制限される社会・組織はテストステロンが少ない人、タレブのいうエージェントがより適合するでしょう。

●今、あなたは幸せですか?

未曾有《みぞう》のコロナ禍の中、世界的に幸福感が減っているといわれます。新型コロナウイルスのせいで人と人とのつながりを保つことが難しくなってしまっています。米国の調査では、国民の半数以上が「幸福感が損なわれている」と感じているそうです。

幸福は誰にとってもかけがえのない大切なものでしょう。幸福度の高い人は社交的で、ハツラツとしていて、他人に寛容であり、協力的で他人から好かれる度合いも高い。幸福度が高まると発想が柔軟になり、仕事の生産性も高くなります。困難にぶつかっても立ち直る力が強く、またより強力な免疫システムを持つことによって健康で長生きになります。カリフォルニア大学のソニア・リュボミアスキー教授は著書『幸せがずっと続く12の行動習慣』の中で、幸福とは「喜びと満足をもたらす経験、そして充実して生きがいがあり価値のある人生だと感じることを合わせた状態」と書いています。

一方で、今の私生活や仕事で自分の可能性を活かせていない、望んでいるほどには幸福感がないという方は少なくありません。精神的にも肉体的にも健康ではあっても、「日々の生活がハツラツとしていない」と感じている方のほうがむしろ多いと思います。心の病を抱えているわけではないけれど、毎日の生活への大きな熱意に欠けていて、積極的にまた生産的に人生に向き合っていないのではありませんか？

気になった方はためしに「オックスフォード幸福度調査」をやってみてください。今のあなたが幸福かどうかを判定できます。なお、平均は4・3点前後です。

［オックスフォード幸福度調査］

以下に挙げる29の文章は、幸福について述べています。それぞれの言葉にあなたがどれくらい賛成か、あるいは賛成しないかについて、1から6までのうちで当てはまるものの番号を選んで点数をつけていってください。

1＝まったくそう思わない
2＝そう思わない
3＝あまりそう思わない
4＝少しそう思う
5＝そう思う
6＝まったくそう思う

（　）1．私は自分の生き方にあまり満足していない（X）
（　）2．私は他人に強く関心をもっている
（　）3．人生は十分に報われるものだと感じる

（　　）4．ほとんど誰にでも温かい気持ちになれる
（　　）5．私はすっきりと目覚めることはあまりない
（　　）6．私は将来についてあまり楽観的ではない（X）
（　　）7．私はたいていのことをおもしろいと思う
（　　）8．私はいつも何かに専念し、夢中になっている
（　　）9．人生は素晴らしいものだ
（　　）10．私はこの世の中がいいとは思えない（X）
（　　）11．私はよく笑う
（　　）12．私は人生のあらゆるものにとても満足している
（　　）13．私は自分が魅力的だとは思えない（X）
（　　）14．私がやりたいことと、これまでやってきたこととの間にはギャップがある（X）
（　　）15．私はとても幸せである
（　　）16．何かを見て美しいと思う
（　　）17．私はいつも人に元気を与える
（　　）18．私はやりたいことを何でもできる時間がある

（　）19．私は思いどおりの人生を歩んでいない（X）
（　）20．私はほしいものは何でも手に入れられると思う
（　）21．私は頭の回転が速い
（　）22．私はよく喜びを感じ、高揚感を覚える
（　）23．私が何かを決めるのは簡単ではない（X）
（　）24．私は自分の人生に特別な意味や目的を見いだせない（X）
（　）25．私は活力に満ちあふれている
（　）26．私は物事にポジティブな影響を与えることが多い
（　）27．私は人と一緒にいても楽しくない（X）
（　）28．私はとくに健康だとは感じない（X）
（　）29．過去にとりたてて幸せだった思い出はない（X）

■得点の計算方法

ステップ1：文尾に（X）がついた11項目は「逆転項目」です。もし、1点をつけたのなら、それを消して6点に変えてください。2点をつけたのなら、それを5点

に変えてください。3点をつけたのなら4点に、4点をつけたのなら3点に、5点をつけたのなら2点に、そして6点をつけたのなら1点に、それぞれ変えてください。

ステップ2：文尾に（X）がついた11項目は先の要領で点数を変えてから、29項目すべての点を合計してください。

ステップ3：以下の式で幸福度の得点を出してください。

【幸福度の得点＝（ステップ2で算出した）合計点数÷29】

ここで、ちょっと考えてみましょう。

みなさんはどんなとき最も幸福を感じることができるでしょうか？　人間関係がうまくいったとき、もっと自由に仕事ができたとき、仕事でもっと評価されたとき、いい暮らしのできる仕事が見つかったとき、家族が思いやりを持ってくれたとき、今よりも痩《や》せたとき、若く見えたとき、からだの痛みから解放されたとき、子どもが自立したとき、自分が人生で本当に何をやりたいかわかったとき、病気が治ったとき、お金が手に入ったとき、自由な時間を手に入れたとき……。いくらでも挙げられると思います。

ただし、これらの項目をいくらクリアしても、あなたの幸福感は必ずしも高まるとは限りません。

たとえば、周りの環境を変えることは幸福をもたらすでしょうか？ 景色の良いマンションに引っ越す、美容整形手術を受ける、といった変化によって一時的には前よりも幸せになりますが、長続きしないことが知られています。これは「快楽順応」といって、人間は知覚の変化や生理学的な変化に驚くほど素早く慣れてしまうからです。暑い日にクーラーがよく効いている部屋に入った瞬間はとても涼しくさわやかに感じますが、5分も経つとその環境に慣れてしまいます。

快楽順応が起きる原因の一つは、人間の願望はより強くなりやすいということです。ポジティブな出来事や気分を高揚させることが起こると、一時的な興奮と引き換えにその後の幸福感や充足感が弱まってしまいます。そのためお金とか、財産、美しくなること、自分が美しいと思う人に囲まれること、健康、結婚という変化に飽きてしまうのです。

ほかにも幸福をもたらしてくれると勘違いするものを挙げてみましょう。仕事で昇進すること、医者から健康だとお墨付きをもらうこと、贔屓《ひいき》の野球チームが勝利を収めること、お金があること、欲しい商品が手に入ることなどです。多くの人が求めてやまない「富と名声」も、実は幸福度にはあまり重要ではないことがわかっています。

●幸福感を高めるために

先のリュボミアスキー教授によると、幸福度を決定する3つの要因があるといいます。一つは「遺伝」です。生まれつき、つまり遺伝的に楽観的な人は幸福度が高いのです。「環境」もある程度関係しますが、比重は意外と高くありません。裕福か貧乏か、健康か病気がちか、ルックスが良いか悪いか、既婚者か離婚しているか、などといった生活環境の違いは、幸福度に関わる要素のわずか10％しか占めないそうです。

遺伝子、生活環境のほかに重要なものは日々の意図的な「行動」です。幸福を決定する因子のうち、実に40％は毎日の行動で変わっていくとリュボミアスキー教授は明言しているのです。

幸福度の高い人のパターンとしては、家族や友人と過ごす時間が多い、誰に対しても感謝を表すことが苦にならない、支援やボランティアの手を差し伸べることができる、楽観的、人生の喜びを知っている、体を動かすことを習慣にしている、人生における目標や夢がある、そして自分の価値観があることを挙げています。

幸福論を専門とする慶應義塾大学の前野《まえの》隆司《たかし》教授は、著書『幸せのメカニズム　実践・幸福学入門』に「ありがとう」「あなたらしく」「なんとかなる」「やってみよう」が、幸福の4因子であると書いています。では、この4つを詳しく見ていきましょう。

1、ありがとう――感謝する

幸福度を高める行動習慣として、まずは感謝を表すことが大切です。感謝の気持ちを持つと、挫折《ざせつ》を経験してもそれに抵抗する力がついてきます。また人生に起こる良いことに感謝をすることで、先に述べた快楽順応にも抵抗できます。

感謝の気持ちを持つことは、人と人との絆や人間関係における重要な要素と考えられる「思いやりのホルモン」オキシトシンを高めるといわれています。つまり感謝を表明すればするほど、人との絆が深まり、幸福感が増すのです。逆に人とのつながりが希薄な人、孤独な人の幸福度は低いですし、人と人とのつながりが少ないと、お互い助け合えなくなります。ポジティブ心理学を提唱したペンシルベニア大学のマーティン・セリグマン教授は、今まできちんとお礼をいったことがない人に「ありがとう」と書かれたカードを渡すだけで、幸福度が大幅にアップしたことを報告しています。

感謝の気持ちはあなたや周りの人々を幸せにして、さらに幸福感は生産性を高めます。構成メンバーがどうすれば感謝の念や幸福感を最大化できるかということを理解している組織は、高い生産性を持続することができて離職率を減らせるでしょう。企業としては幸せで能力のある社員が長く働けるような文化の維持が大切です。

2、あなたらしく――セルフ・コンパッション

「あなたらしく」というのは、飾らない、人と比較しないということです。他人と自分を比較し、うらやましく思っていたら幸せにはなれません。１００万円のボーナスをもらえば幸せになりますが、「同期の出世頭は１８０万円だったらしい」なんて聞いたら、その幸せはたちまち小さくなってしまうでしょう。

幸福な人々は他人の成功をうらやんだり、嫉妬《しっと》したりしません。むしろ他人の成功から喜びを得ることができ、他人の失敗に対しては思いやりの気持ちを持ちます。

チベット仏教指導者のダライ・ラマ14世は、あらゆる人の幸せを願い、あらゆる人の苦しみがなくなることを願い、あらゆる人の幸せを喜ぶ、偏りのない平静で落ち着いた心を

コンパッション（compassion）と呼び、特に重視しました。このコンパッションは他人のみならず自分自身へも向けることができます。これを「セルフ・コンパッション」と呼びます。

人は誰でも失敗します。「私、失敗しないので」という人はフィクションの世界にしか存在しません。第4章でも少し触れましたが、セルフ・コンパッションとはそのことを受け入れ、自分の失敗や誤りに対して批評・非難せずに寛容となる「自分への思いやり」です。ただし、自己愛や自己憐憫《れんびん》とは異なります。他人と比較しない、他人の評価を気にしない、しかし自分の行動は冷静に分析する態度です。たとえば会議で「どうして自分の発言が考慮されなかったんだろうか」「上司に嫌われているのではないか」といったネガティブな考えにとらわれると、自分の会社に対する感情まで変化してしまいます。「ありのままの自分」を受け入れれば、否定的な考えが浮かぶのを抑えることができ、ストレスを減少させて、幸福感を高めることができます。

つらいことがあったときは、その経験からどんなことを学ぶのかを考えてみましょう。これは人生における危機や困難に直面したとき早く立ち直るための重要な方法です。たとえば乳がんと診断された女性は誰しもショックを感じますが、その後に人生が良い方向へ変わったという方が多いという事実があります。がんを告知された方は自分にとって大切なものを見直し、本当に重要なものは何かを考えるようになります。どんなに苦しく、つらいことがあっても、人間の脳はそれに対処するための道を考え出そうとするのです。失敗や苦悩から立ち直るだけでなく、むしろその経験があったからこそ、より幸せになり、成功する道を見出《みいだ》せる。そして一番大切な、自分の人間関係、家族・友人とのかかわりにもっと時間をかけることを決めたということです。

最近はコロナ禍でテレワークが増えています。こんなときこそ、セルフ・コンパッションが大切です。社内の人間関係が希薄になる中、つい長時間労働となり、ワーク・ライフ・バランスが取りにくくなっています。ワーク・ライフ・バランスが崩れると燃え尽き症候群になりやすく、仕事や人生の満足感が減ってしまいます。「この状況はいつまで続くのだろう」という不安感、「自分ではどうしようもない（解決できない）」という無力感、「在宅勤務はいつもと勝手が違って難しい」という負担感。これらがストレスとなり、次第にネガティブな感情が増幅してきます。これまで述べてきたように、ストレスが高いと「ハツラツ」のもとである社会性のホルモン、テストステロンも減ってしまいます。

セルフ・コンパッションの一つの方法として、毎日の出来事の中で「良いことを３つだけ思い出して書き込む」という方法を先のセリグマン教授が提唱しています。どんな小さなことでも構わないので、毎日就寝前に必ず3つずつ書き続けるのです。1週間続けただけでうつ症状が緩和され、しかもその効果は半年後も持続したと報告されています。ポイントは「悪いこと」ではなく、「良いこと」を思い出す点にあります。他人からのマイナスの評価や他人との比較でなく、仕事についても良い出来事だけを自然に思い出すことが「仕事に対する認知」に好影響を及ぼし、それがさらにポジティブな感情を生み出すと考えられます。

3、なんとかなる――楽観的に

「なんとかなる」とは楽観的に見ることとです。失敗を反省することももちろん必要ですが、過ぎた失敗にいつまでもとらわれるのではなく、また新たな気持ちで明日に向かう元気を持つことが、モチベーションのマネジメントにとっては不可欠なことといえるでしょう。

実際、楽観的な人は忍耐力・社会力・活力・健康面で優れていることが報告されています。ショーン・エイカー『幸福優位7つの法則』によれば、「楽観的な営業マンは悲観的な営業マンより56％も営業成績が良い」「ポジティブな気分の医師はネガティブな気分の医師より3倍も賢明で想像力が働き、より短い時間で正確な診断ができる」といったことが確認されています。

楽観的な気持ちを育《はぐく》むことは感謝の気持ちを持つことと共通点があります。どちらも自分の状況をポジティブに理解する習慣が必要になるからです。また楽観的になるということは、すなわち未来に対してもポジティブなイメージを持つことになります。

ミズーリ大学のローラ・キング教授は「将来の最高の自分についてのストーリー」を毎日20分考えることを勧めます。これを実践すると、よりポジティブな気持ちになりやすく、より幸福度が高まり、病気にもかかりにくくなったと報告しています。最高の自分像を描いてみることで、自分を変える力が自分自身の中にあると気づき、人生の価値あるものに対して進むことができます。

たとえば今から5年後の目標を立てて、さらにその目標を達成するためのステップを細かく書いてみましょう。これまでの人生を振り返りながら、自分の持っている強みあるいは環境資源を再認識することができます。

4、やってみよう――チャレンジする

「やってみよう」はチャレンジすること。ここまで読んでいただいた方にはおわかりの通り、これこそテストステロンが得意とするところです。テストステロンが高い人は常に新たな高みに挑戦していきます。

夢中になれる趣味、好きな音楽やゲーム、親しい友達との交流、しっかり運動することでテストステロンは上がります。あなたも何かに没頭するあまり、時間が経つのを忘れてしまう経験をされたことがあるでしょう。ミハイ・チクセントミハイという心理学者は、この何かに没頭した状態、現在のことに熱中して我を忘れている状態を「フロー」と呼びました。フローは自分の強みを発揮している時間であり、幸福感を高めてくれる時間です。日々の仕事に追われて見失いがちな、自分の強みを伸ばす機会を見つけ、仕事のやり方を工夫する新しい視点に気づき、人生の新しい一歩を踏み出すきっかけになります。

これといった趣味がない、熱中できるものがない、という方にはボランティアをお勧めします。ボランティアをすると自分の能力資質・専門知識は誰かの役に立っている、自分の人生をコントロールできているという感覚が生まれ、テストステロンが上がります。そして誰かとつながりたい、感謝されたい、価値ある人間関係を持ちたいという基本的な人間の欲求が満たされます。ボランティア活動はうつ症状を緩和し、幸福感や自尊心、達成感、自分をコントロールする力を高めるともいわれます。これは「ヘルパーズ・ハイ」と呼ばれる現象です。脳科学でも人に「与える」ことがテストステロン、オキシトシン、ドーパミンを高めて意欲を高め、セロトニンが分泌され、満足感を得て、ストレスを減らすことが定説になっています。

また、「ポジティブな過去を思い出す」ことも重要です。ハーバード大学のエレン・ランガー教授は75歳の男性たちを集めて1週間の実験を行いました。参加者たちに自分が55歳の時の服装で来てもらい、その当時の社会的な役割に戻って他人と会話するようにし、環境も20年前の映像、新聞などを用意しました。いわば人工的に20年前にタイムスリップさせたところ、1週間後には体力、姿勢、認知能力、記憶、知覚などがすべて改善していたのです。また実際の見た目も3歳ほど若返っていました。

同窓会で学生時代の旧友たちに再会し、思い出話に花を咲かせると元気になります。それは決して気のせいではないわけです。「時間を逆戻りさせると若返る」というこの研究から、心の持ちようで現実や行動をコントロールする力が大きく変化することがわかりました。

●幸福度を高める瞑想と運動

最後に、幸福度を高める確実で具体的なメソッドとして「瞑想《めいそう》」と「運動」を紹介したいと思います。

瞑想は、先にも説明しましたが「マインドフルネス」と呼ばれて広がっていますね。意識を集中して心の中の落ち込み、怒り、不安、敵視などの気持ちを意識の外に置くということです。

簡単な方法としては、くつろげる場所に一人で背筋を伸ばして座り、目を閉じて5分ほど呼吸に集中します。最初は呼吸の回数を数えることから始めるといいでしょう。やってみるとわかりますが、すぐにいろいろな考えが頭をよぎり、呼吸に集中できなくなります。意識がよそにそれていることに気づいたら、その考えを手放して再び呼吸に意識を向け直します。

人間は感情の生き物です。私たちが瞬間、瞬間ごとに下している判断も、実は感情が支配しています。この感情は脳の扁桃体《へんとう》というところで作られますが、しばしば扁桃体は暴走し、理性を司《つかさど》る大脳皮質をスキップして行動へうながします。カッと来て、つい取ってしまった行動で失敗した経験をお持ちの方は多いでしょう。

前にも触れたように、テストステロンはこの扁桃体の活動を制御しています。また、瞑想はテストステロンとオキシトシンを上げることが知られています。瞑想で行う「思いを手放す」ということには、すぐに判断を下さない、がんばりすぎない、目標の達成のみに専念しすぎない、忍耐強くなる、他者を思いやる、といった効果があります。定期的に瞑想を行うことで、不安や落ち込みが少なくなって幸福度が高まり、また免疫力が上がることが知られていますのでコロナ禍の今、まさに最適ですね。神経科学の研究から、何年も瞑想（坐禅《ざぜん》）をしている僧は、幸福を感じる領域である、脳の左前頭葉皮質が発達していると報告されています。

この瞑想と似た作業として「ありふれた日常の経験を深く味わう」ということがあります。食事をするにしても漫然と食べ物を口に入れるのではなく、一口一口を大事にして、しっかり味わう（「ながら」食事をしない）。会話にしても、他人の言葉を右から左に聞き流すのではなく、集中して気持ちを傾ける。日常的な作業であるシャワーを浴びることの快感や、通勤時間も景色をゆっくり味わってみる、といったことです。昔の歌にもあったように、「なんでもないようなこと」に幸せがあるものです。一瞬一刻に喜びを味わう練習を重ねると幸福度が高まります。

もう一つのメソッドは本書でも繰り返し言及してきた「運動」です。からだを動かすとすがすがしく、気持ちが明るくなるのは説明した通りです。この研究はうつ症状を抱える50歳以上の男女を無作為に3つに分けて行われました。Aグループは4ヵ月間ジョギングなどの有酸素運動をする、Bグループは抗うつ剤を服用する、Cグループは有酸素運動と抗うつ剤の併用を指示されました。3つのグループのいずれも、うつ状態が消えて幸福度や自信が増加しました。つまり、運動は抗うつ剤と同じくらいうつ病に効果があり、また運動と薬の併用も効果があることが確認されたのです。それだけではありません。驚いたことに、その後の調査から、薬の投与を受けたグループよりも有酸素運動をしたグループのほうが、うつ病の再発率が少ないこともわかったのです。抗うつ剤よりも運動のほうが、うつに対する効果が持続する、あるいは治癒させる力が強いことになります。

そのメカニズムとしては、運動することによってBDNF（脳由来神経栄養因子）と呼ばれる脳内ホルモンが出るため、それで不安感が減り、気分が向上するのではないかと考えられています。そしてテストステロンが高くなることでもうつ症状は改善します。前に触れた通り、定期的な運動習慣は確実にテストステロンを上げてくれる効果があります。

幸福度を高めたいと思ったら、ただ思うだけでなく、これらの方法を実行することが重要です。幸福というものはたまたま手に入るようなものではありません。幸福を築いていくトレーニングをすることによって、私たち自身が幸福を作り出す力を持っているのです。

そのためにはテストステロンは極めて重要です。テストステロンは男性の心身に欠かせないホルモンであり、男性を〝ヒーロー〟にしてくれるホルモンです。ぜひ本書を参考にテストステロンを上げて、かつてあなたが持っていた〝ヒーロー〟の輝きを取り戻してください。

メンズヘルス外来一覧

メンズヘルス医療を受けられる病院を紹介します

日本メンズヘルス医学会WEBサイト

https://www.mens-health.jp/clinic

（2021年11月現在）

堀江重郎（ほりえ・しげお）
順天堂大学大学院医学研究科泌尿器外科教授。医学博士。1960年生まれ。日米で医師免許を取得し、救急医学、泌尿器科学、腎臓学、分子生物学の研鑽を積む。帝京大学医学部主任教授を経て現職。精度の高い泌尿器手術を行う一方、学際的なアプローチを男性の健康医学に導入、日本初のメンズヘルス外来を開設。(一社) 日本メンズヘルス医学会理事長。

LOH症候群《しょうこうぐん》

堀江重郎《ほりえしげお》

2021 年 11 月 10 日　初版発行
2024 年 12 月 5 日　6 版発行

◆◇◇

発行者　山下直久
発　行　株式会社KADOKAWA
〒102-8177　東京都千代田区富士見 2-13-3
電話　0570-002-301(ナビダイヤル)

編集協力　渡辺文代、伊藤和弘
図版作成　株式会社スタンドオフ
装 丁 者　緒方修一（ラーフイン・ワークショップ）
ロゴデザイン　good design company
オビデザイン　Zapp!　白金正之
印 刷 所　株式会社KADOKAWA
製 本 所　株式会社KADOKAWA

角川新書

ISBN978-4-04-082250-1 C0295

KADOKAWAの新書 好評既刊

ドイツではそんなに働かない
隅田 貫

休暇は年に5～6週間分は取るが、日々の残業は限定的、さっさと帰宅して夕飯を家族で囲む――それでも高い生産性を維持する人たちの働き方とは？　ドイツのビジネス業界20年の経験から秘密に迫る。「その仕事、本当に必要ですか？」

どうせ死ぬから言わせてもらおう
池田清彦

首尾一貫性はつねに美徳か。ヒトが組織に忠誠を誓うのはなぜか。人為的温暖化説は正しいのか。前提が間違っているのに、一所懸命やるのは滅びへの近道だ！　独自のマイノリティ視点で、誰もが言えない「ホンネ」や「ギモン」に斬り込む。

財政爆発
アベノミクスバブルの破局
明石順平

株高、高就職率、いざなみ景気超え…と喧伝されてきたアベノミクス。実際はどうだったのか。統計の信頼性を破壊し、未来に莫大なツケを積み上げ、コロナで暴発寸前となった金融政策の実態を、多くの図表を用いて提示する。

後期日中戦争
太平洋戦争下の中国戦線
広中一成

日本人は、日中戦争を未だ知らない。1937年の盧溝橋事件、南京事件や38年の重慶爆撃までは有名だが、太平洋戦争開戦後の中国戦線の作戦は、意外な程に知られていない。泥沼の戦いとなった中国戦線の実像を気鋭の中国史研究者が描く!!

新L型経済
コロナ後の日本を立て直す
冨山和彦
田原総一朗

グローバル企業による大きな雇用が望めない時代には、地域経済の復活こそが日本再生のカギを握る。エッセンシャルワーカーが稼げる真に豊かな社会に向けた道筋を、ローカル経済のプロフェッショナルである冨山和彦が田原総一朗と示す。